Mein Krebs und Ich

aber auch Glaube, Liebe und Hoffnung

Ein Multiples Myelom,
kleine Lebensweisheiten und Anekdoten
– und viel Augenzwinkern –

Autobiographische Erzählung
von Walter Behner

Herstellung und Verlag:
Books on Demand GmbH, Norderstedt
ISBN 978-3-8423-5756-3

Inhaltsverzeichnis

Hallo „Du"

Ich darf doch „Du" sagen? Wir kennen uns wahrscheinlich nicht, aber immerhin hältst du mein Buch in der Hand und wenn du weiter liest, wirst du mich schon kennen lernen! Nein, das ist keine Drohung, obwohl ich mir den erhobenen Zeigefinger an der einen oder anderen Stelle wohl nicht verkneifen werde – nein, werde verkneifen können. Jedenfalls werde ich dir einiges über mich erzählen und spätestens am Ende denke ich, könnten wir per Du sein. Oder perdu? Nein das ist was anderes, obwohl vielleicht gar nicht so weit hergeholt...

Da sind wir schon dabei, warum ich dieses Buch schreibe. Der theatralischste Grund ist wohl, ich habe Krebs und möchte, wenn der Krebs mich besiegt, was ich im Moment natürlich nicht hoffe, etwas an die Nachwelt weitergeben. Vielleicht schreibe ich aber auch, weil ich ein grenzenloser Egozentriker bin, der einfach gerne von sich erzählt, egal, ob es den anderen interessiert oder nicht. Hier schreit der Pädagoge in mir auf und wirft ein, dass das nicht egozentrisch ist, sondern mein Beruf. Schließlich bin ich Lehrer und da ist es doch meine Aufgabe Wissen weiterzugeben! Aber dazu später noch mehr. Oder ist es der schnöde Mammon, der Traum vom großen Geld? Mein Buch auf der Bestsellerliste ? Wahrscheinlich schreibe ich aber nur, weil ich gerade einmal wieder im Krankenhaus liege und mir langweilig ist. Ich mache nämlich gerade die allogene Knochenmarkstransplantation, weswegen dieses Kapitel wohl auch das ausführlichste sein wird. Das soll jetzt nichts über die Qualität meiner Zeilen sagen, also leg das Buch jetzt nicht gleich wieder weg! Vielleicht findest du ja doch Gefallen daran.

Damit du dich gleich gut zurecht findest, möchte ich dir noch etwas zum Aufbau dieses Meisterwerks sagen. Ich dachte mir, ich teile meinen Krankheitsverlauf in Abschnitte ein, die dann die einzelnen Großkapitel bilden. Jedem dieser Abschnitte habe ich noch ein Unterkapitel zugeordnet, das meistens, aber nicht immer einen Bezug zum Hauptkapitel hat.

Am Ende findest du dann noch ein kleines Glossar der verwendeten medizinischen Fachbegriffe.

Die Entstehungsgeschichte dieses Buches ist jedenfalls ganz einfach:

Ich bin um vier Uhr morgens im Krankenhausbett aufgewacht und hatte den Einfall, zu schreiben. Schließlich war mein Urgroßvater schon dichterisch tätig. Er hieß *Georg Eberl* und von ihm stammt der Text zum Dampfnudellied. Das hast du doch schon gehört? „Dampfnudeln ham mer gestern g´habt, Dampfnudel ham mer heut´, …". Echt bayerisch! Echt noch nie gehört? Oder doch! Wird wohl auf dein Alter und auf deinen Wohnort ankommen. Ist auch nicht so wichtig. Meine Mutter, *Ruth Behner*, geb. *Eberl*, hat auch zwei Büchlein geschrieben und im Selbstverlag veröffentlicht, zwei weitere hat sie begonnen, konnte sie aber leider vor ihrem Tod nicht mehr vollenden. Und gedichtet hat sie! Zu jedem nur erdenklichen Anlass und dabei hat sie die Gedichte einfach so hingeschrieben. Ohne viel zu grübeln, meist auf eine Serviette, weil gerade nichts anderes zur Hand war. Die konnte das und manche sagen, ich hätte es geerbt. Jedenfalls war das der Anfang und zu dem will ich jetzt auch kommen.

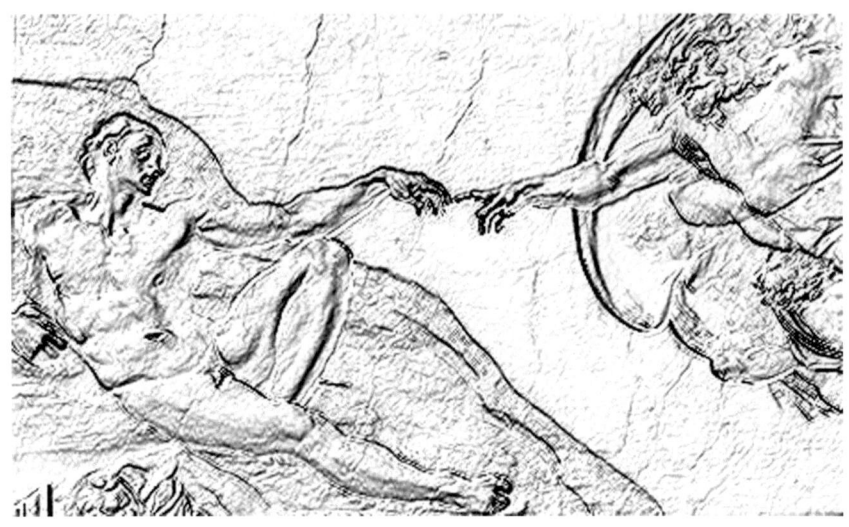

Leonardo da Vinci, Sixtinische Kapelle in Rom

Der Anfang – 05/2008

„Am Anfang erschuf Gott Himmel und Erde". Das ist ja wohl der ultimative Anfang, aber so richtig traue ich mich da nicht heran. Nun gut, ich hätte natürlich alle Voraussetzungen dafür. Ich bin christlich erzogen und gläubig. Also her mit der Schöpfungsgeschichte. Die zweite wichtige Voraussetzung für den ultimativen Anfang ist, dass ich Lehrer für Biologie (und Chemie) bin. Also ran an die Evolutionstheorie! Dummerweise ist die schon so oft abgehandelt worden. Also fange ich doch ein paar unbedeutende Jahre später an.

Der nächste entscheidende Zeitpunkt nach der Entstehung der Erde war ja wohl meine Geburt. Zumindest für mich. Das ist jetzt etwa 43 Jahre her und da gäbe es eine Menge zu erzählen. Einiges werde ich mir nicht verkneifen können, aber alles muss nun wirklich nicht sein und manches geht auch keinen etwas an. Jetzt sehe ich im Geiste meine Verwandten und Bekannten beim Lesen dieser Zeilen aufatmen. Vielleicht tauchen sie ja doch nicht auf? Aber man kann ja nie wissen!

Im Verlauf eines Lebens gab es viele Anfänge. Zum Beispiel, wenn man vom Vierfüßler zum Zweibeiner mutiert. „Mutation ist was ganz anderes!", murrt der Biologe in mir. Na gut, dann eben wenn man dazu heranwächst. Das tat ich nach Erzählungen mit etwa 11 Monaten. Nur leider reicht meine eigene Erinnerung nicht so weit zurück. Dann kamen neben vielen weiteren Entwicklungsschritten noch Schulanfang, Studienanfang, die Anfänge vieler guter Freundschaften, der Anfang der großen Liebe (Bei mir gab es da nur eine!), der Anfang des Aufbaus einer eigenen Existenz, der Anfang der Elternschaft und viele mehr. Für hier und jetzt möchte ich den bisher letzten Anfang in meinem Leben auswählen, nämlich den Anfang meiner Krankheit.

Wann der genau war, kann ich nicht sagen. Darum setze ich mit meinem Bericht einfach ein Stück vor der Diagnose ein. Eigentlich schade, dass ein so schönes Ereignis für mich immer mit meiner Krankheit verknüpft bleiben wird, aber für mich beginnt es mit der Abiturfahrt zum Segeln auf dem Ijsselmeer. Das war eine meiner schönsten Klassenfahrten, die ich bisher gemacht habe. Die Schüler haben sich angemessen verhalten, das Schiff war ideal, die Besatzung hätte auch nicht besser sein können und das Wetter war zumindest immer interessant.

Zwei Momente haben sich besonders tief in meine Erinnerung eingegraben. Der erste vor allem visuell, nämlich der Morgen an dem wir im Watt trocken gefallen waren. Nein, kein Unfall, sondern mit Absicht. Schon am Abend zuvor hatten wir eine geeignete Stelle im Watt gesucht und den Anker geworfen. Die erste Nacht, in der wir keinen Hafen angelaufen hatten. Das hieß natürlich auch, dass wir außer den Meeresbewohnern niemanden stören konnten, was meine lieben Schüler auch ausnutzten und feierten.

Trotzdem hatten die meisten noch Sinn für das Meeresleuchten. Für diese Erscheinung sind Algen verantwortlich, zum Beispiel Dinoflagellaten, die bei Berührung oder Erschütterung Lichtsignale aussenden. Man nennt das Biolumineszenz. Wenn man also etwas ins Meer schüttete, schien das Wasser an dieser Stelle blaugrün zu leuchten. Das meiste, was in diesem Fall verschüttet wurde war wohl Meerwasser, welches zu diesem Zweck extra geschöpft wurde. Die Getränke waren natürlich viel zu schade dafür, außer sie hatten den menschlichen Organismus schon passiert. Dann konnten sich zumindest die Jungs das Schöpfen sparen und einige taten das auch.

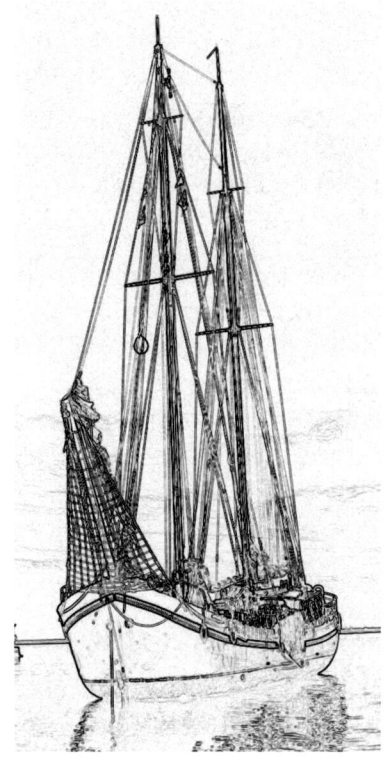
Die „Zwadde"

Jedenfalls gab es nach dieser Nacht, als wir bei Ebbe vollständig trocken lagen einen so herrlichen Sonnenaufgang, dass es schon kitschig war. Alle machten sich auf zu einer Wattwanderung. Ihre Silhouetten und vor allem die Silhouette des Schiffes hoben sich vor der blutroten Sonne ab. Die Füße wurden von - zugegebenermaßen - etwas kaltem Meerwasser umspült, welches in den Prielen floss und überall fand man kleine Meerestiere oder deren Überreste, wie Muschelschalen, Scheren von Krabben und tote Quallen. Die lebenden hatten sich natürlich rechtzeitig im tieferen Wasser in Sicherheit gebracht. Ein Nachzügler unter den Krabben hatte das Pech entdeckt zu werden, musste gezwungenermaßen ein paar Mädchen erschrecken, kam aber selbst auch mit dem Schrecken davon. Waren meine Jungs nun schon so reif oder war die Nacht nach der Feier einfach zu kurz gewesen? Auf jeden Fall war die Stimmung einfach idyllisch an diesem Morgen.

Der zweite Moment, der mir im Zusammenhang mit dieser Fahrt in den Sinn kommt, war mehr emotional. Stell dir folgendes vor: Ein alter Zweimaster. Raue See. Das Schwesterschiff ist schon in

10

den sicheren Hafen umgedreht, aber unser Skipper will es am letzten Tag der Fahrt noch mal wissen. Es regnet leicht und stürmt. Unter Deck hängen die Bilder schräg von der Schiffswand, mal auf der einen Seite und nach der nächsten Wende dann auf der anderen. Du stehst auf Deck an der Reling und wartest darauf bei der nächsten Wende den dir anvertrauten Backstagen, ein dickes Tau zu befestigen, damit der Wind den Mast nicht knickt. Das Meer ist fast nur noch eine Armlänge von dir entfernt, so schräg liegt das Schiff. Die Gischt schäumt weiß um den Bug und spritzt dir ins Gesicht und der Wind zerrt an deiner Jacke.

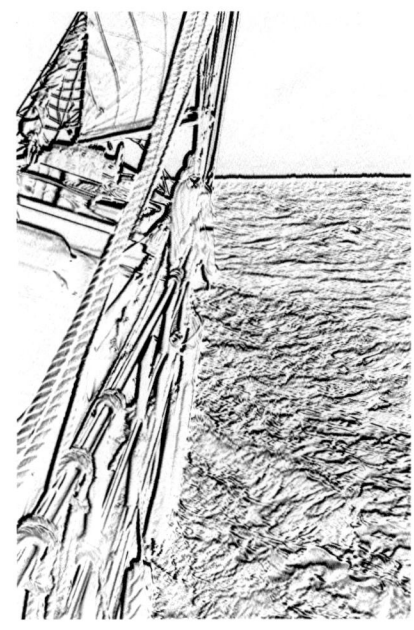

„Hohe See"

Nicht schön? Oh doch! Im Ohr hast du die Filmmusik von „Fluch der Karibik" und siehst dich als Kapitän Jack Sparrow auf der „Black Pearl" oder vielleicht etwas literarischer als Kapitän Ahab auf Hermann Melvilles „Pequod" auf der Jagd nach dem weißen Wal. Du fühlst dich, als ob du dein Leben lang Seemann gewesen wärst, obwohl du vor vier Tagen das erste Mal mit einem Segelschiff ausgelaufen bist. Jedenfalls ging es mir damals so und für solche Momente muss man dankbar sein. Sie sind Inseln im Meer der Erinnerungen, an denen man landen und frischen Proviant aufnehmen kann, um dann seine Reise auf dem stetig steigenden Meeresspiegel fortzusetzen.

Das alles hat nun nichts mit meiner Krankheit zu tun und die Fahrt verlief, wie gesagt, traumhaft. Der einzige Wermutstropfen kam für mich ganz am Ende. Alle waren heil nach Hause gekommen, alle waren müde, aber zufrieden und ich strebte zu meinem Auto, welches die ganze Woche brav auf dem Lehrerparkplatz an der Schule auf mich gewartet hatte. Und dann bin ich umgeknickt und habe mir den Fuß verstaucht. Ab diesem Zeitpunkt bin ich nie mehr beschwerdefrei gelaufen. Nun gut - auch das kann ich nicht dem Krebs in die Schuhe schieben, denn für meine Dämlichkeit ist er ja nicht verantwortlich. Aber während der Zeit, in der ich mit Krücken durch die Gegend humpelte, begann meine linke Hüfte leicht zu schmerzen. Der erste Gedanke war natürlich, dass durch das ewige Humpeln eine Fehlstellung der Hüfte zu den Beschwerden geführt hatte. Also abwarten, bis der Knöchel wieder fit wäre und dann gerade Laufen! Aber die Beschwerden blieben und wurden immer stärker. Jetzt humpelte ich wegen der Schmerzen in der Hüfte. Ich wusste das damals natürlich nicht, aber das war ER.

Schüler und Lehrer

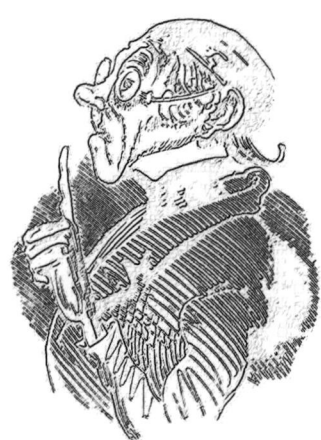

Ich habe den schönsten Beruf der Welt. Oder fällt das unter die Kategorie „So ein Gesicht kann nur eine Mutter lieben"? Vielleicht bin ich da zugegebener Maßen nicht ganz objektiv, aber so empfinde ich es nun mal. Außerdem waren meine beiden Eltern Lehrer, wenn auch beide für Musik, während ich mich den Naturwissenschaften zugewendet habe. Und beide waren auf ihre Art gute Lehrer, obwohl meine Mutter von den Schülern

Max und Moritz, Lehrer *Lempel*

geliebt und mein Vater zumindest von vielen gehasst wurde. Mit solchen Vorbildern stellt sich die Frage: „Was ist ein guter Lehrer?". Beim Schüler ist das einfach: gute Noten – guter Schüler! Ähhm – was sind gute Noten? 1-2? 1-3? 1-4? Hier zeigt sich mal wieder, dass es wie immer „darauf ankommt" – die Frage ist nur: „Worauf?"

Als ich selber noch in die sechste Klasse ging, hatte ich einen Mathematiklehrer. Gut, Mathematiklehrer haben alle, aber meiner war etwas Besonderes. Er war der am meisten gehasste Lehrer an der Schule. Und er war der beste Mathelehrer, den ich je hatte. Nein, ich bin nicht masochistisch veranlagt. Vielleicht habe ich mich in Mathe etwas leichter getan als andere, aber das hat mir mein Schülerleben bei ihm auch nicht wirklich erleichtert. In Wirklichkeit habe ich ihn genauso gehasst wie alle anderen. Er hat es einem auch nicht leicht gemacht. Er hatte nämlich einen absoluten Ordnungsfimmel. Und zwar besonders bei der Heftführung.

Wenn man ein Mathematikheft kauft, kariert und ohne Rand, dann ist vorne immer ein Feld für Namen und Klasse. Vorne ist aber relativ, denn dreht man das Heft um, ist dieses Feld ja hinten. Wer auf die Idee kommt das Heft umzudrehen? Wer wohl? Mein ehemaliger Mathematiklehrer. Warum? Ganz einfach: Wenn man das Heft aufschlägt, dann sind die Karos durch die Heftränder abgeschnitten. Bei jedem Heft anders, wie es die Produktion eben ergibt. Dadurch sind die obere Reihe und die untere Reihe immer unterschiedlich weit abgeschnitten. Um jetzt ein möglichst einheitliches Bild in der Heftführung zu erreichen oder weil er es auch immer so machte oder warum auch immer, wollte besagter Mathematiklehrer, dass wir das Heft immer so drehen, dass die kleinere Reihe oben ist. Ganz egal, ob das Feld für den Namen dann vorne oder hinten ist. Mathehefte brauchten ohnehin einen blauen Umschlag.

Ich weiß nicht, wie viele Schüler nach der ersten Heftkontrolle ihr Heft noch einmal abschreiben mussten, weil sie es falsch herum genommen hatten. Widerspruch war keinerlei Option. Aber richtig schwierig wurde es bei Leistungskontrollen, bei uns hießen sie Extemporalen, oder kurz „Exen". Dabei wurden karierte Blätter ausgeteilt, die natürlich nach der genannten Regel gedreht werden mussten. Wehe dem Schüler, der die kleinere Reihe unten hatte! Seine Arbeit wurde herumgedreht und von hinten nach vorne (Schülersicht) korrigiert. Was da noch an Punkten blieb, kann man sich vorstellen. Den meisten ist so etwas nur einmal passiert.

Wenn man dann das Heft richtig herum gedreht hatte, musste man noch einen Rand ziehen. Mit Bleistift und 30mm vom Rand entfernt. Wer einen anderen Stift benutzte oder nicht exakt 30mm abgemessen hatte, musste... – genau! Widerspruch zwecklos. Und er hat jeden Rand nachgemessen. Der erste Eintrag ins Heft erfolgte dann, hier lässt mich jetzt mein Gedächtnis im Stich, aber ich glaube in der vierten ganzen Kästchenreihe. Dort standen dann Seite und Nummer der Aufgabenstellung vom Buch und am Rand das Datum. Sechsstellig. Also zum Beispiel 03.10.80. Die zweite Zeile begann immer so, dass jeweils eine Kästchenreihe frei blieb, jede Ziffer und jedes Rechenzeichen hatten ihr eigenes Kästchen und so weiter.

Du kannst jetzt sagen, was du willst, aber so haben wir wenigstens Ordnung gelernt. Und Ordnung ist das halbe Leben. Oder ist, wer Ordnung hält, nur zu faul zum Suchen? Ich drehe meine Hefte nicht mehr und ich kaufe sie lieber mit Rand. Allerdings mit kariertem Rand, denn da kann man das sechsstellige Datum besser schreiben.

So weit zu den Gründen, warum mein ehemaliger Mathelehrer so verhasst war. Was ihn aber zum besten Mathelehrer gemacht hat, war nicht, dass er uns mit seiner Art der Heftführung so gedrillt hat, sondern seine Perfektion. Ich habe niemals erlebt, dass er sich verrechnet oder sich bei einer Aussage geirrt hat. Nie! Nobody is perfect? Er schon! Zumindest im Unterricht. Als Lehrer muss ich selbst eingestehen, manchmal liegt man einfach falsch. Ist ja menschlich, da steht man darüber. Er nie! Er hat frei Hand einen Kreis an die Tafel gezeichnet, der mit einem Tafelzirkel nicht viel besser geworden wäre und hat dazu gesagt: „Das soll ein Kreis sein.". Nicht, weil wir zu doof gewesen wären, einen Kreis von einem Dreieck zu unterscheiden, sondern um die kleinen Abweichungen von der idealen Kreislinie zu berücksichtigen. Er war zu sich genauso streng wie zu uns. Und das machte ihn für viele, die nicht nur auf die Mühe beim Abschreiben ihres

Heftes geschaut haben, so bewundernswert. Als er dann einige Jahre später starb, gingen wir von der Schule aus zu der Beerdigung und ich gestehe, dass ich Rotz und Wasser geheult habe um diesen Mann und seine Perfektion.

Der beliebteste Lehrer in der Klassenstufe war, denke ich mal, der Biologielehrer. (Wegen ihm und einem seiner Kollegen als Vorbilder, habe ich Biologie als eines meiner Studienfächer gewählt.) Schülernah, immer zum Scherzen aufgelegt, nett zu allen, auch immer für Probleme offen, kurz gesagt ein Lehrer, wie ihn sich ein Schüler wünscht. Ein kleines, nebensächliches Problem war allerdings und das vor allem in der Mittelstufe, die Disziplin im Unterricht. Auch er war fachlich voll kompetent und man konnte wirklich viel von ihm lernen. Aber eben nur, wenn man etwas lernen wollte – und wenn man ihn bei dem herrschenden Krach verstehen konnte. Irgendwann hat er dann gesagt, es reiche ihm und wer etwas lernen wolle, der solle sich in die erste Reihe setzen und der Rest solle machen, was er wolle. So konnte er sein Wissen wenigstens an ein paar Schüler weitergeben. Ich weiß, wie schwer es ihm gefallen sein muss, diesen Schritt zu tun, denn schließlich ist es die Aufgabe eines Lehrers alle Schüler zu unterrichten und er nahm diese Aufgabe wirklich ernst, das hat man ihm angemerkt, wenn man nicht nur den Schwatz mit dem Banknachbarn im Kopf hatte.

Worauf kommt es nun an, beliebt zu sein oder Wissen und Fähigkeiten zu vermitteln? Du hast Recht, natürlich auf beides. Aber diese Gabe ist nur sehr wenigen gegeben. Sehr, sehr wenigen. Aber die reichen niemals aus, um alle Schüler zu beschulen. Warum denn auch? Man kann bei jedem Lehrer etwas lernen oder etwas profitieren. Wenn man will. Aber diese Einsicht kommt bei den meisten Schülern spät, zu spät oder nie.

Ach so, wie ich als Lehrer bin? Ich gehöre natürlich zu diesen sehr, sehr wenigen, wenn man mal davon absieht, dass ich mich bei Berechnungen öfter vertue und in den Fliesenfugen der letzten Reihe im Chemiesaal Dinge stehen wie „Behner du A…"

(Natürlich ausgeschrieben.) und „Behner verecke!" (Nicht mein Schreibfehler!).

Am liebsten unterrichte ich in der Mittel- und Oberstufe. Die „Kleinen" können mit meinen ironischen, vielleicht auch leicht sarkastischen Bemerkungen, mit denen ich gerne meinen Unterricht würze, noch nichts anfangen. Ich kalauer auch gerne, was ich wohl von meinem Seminarlehrer übernommen habe. Für mich gehört dabei aber immer eine Portion Selbstironie dazu. Ich hoffe, so lange wie nur möglich den „Kontakt" zu meinen Schülern zu behalten, sie zu verstehen und nicht der alte, verknöcherte Pauker zu werden, der seinen Unterricht abspult, unabhängig davon, ob die Schüler bei der Sache sind oder nicht. Man ist ja immer so jung, wie man sich fühlt und bei meinen Schülern fühle ich mich fast so jung, wie sie. Lehrer sein ist damit ein Quell ewiger Jugend.

Aber was mich immer am meisten gefreut hat, waren die vielen Krankenbesuche meiner Schüler, während ich im Krankenhaus lag. Auch jetzt, nach fast zweieinhalb Jahren Krankheit und bestimmt auch in Zukunft, bekomme ich immer wieder Emails von vielen ehemaligen Schülern, die sich nach meinem Befinden erkundigen oder mich besuchen wollen. Viele „posten" auch auf meine Seiten in sozialen Netzwerken und schicken Grüße und Wünsche. Da geht mir dann jedes Mal das Herz auf.

Diagnose – 08/2008

Irgendwann tat ich mich schwer, das linke Bein anzuheben und gewöhnte mich daran, beim Einsteigen ins Auto mit der Hand nachzuhelfen. Ich tat das bald völlig unbewusst. Auch beim Gehen wurden die Schmerzen schlimmer. Im Juni feierte mein Bruder seinen 50. Geburtstag und ich fuhr mit unserem Sohn Dominik nach Franken. Es war meine letzte Fahrt dorthin, zumindest für sehr lange Zeit. Meine Frau konnte leider nicht mitkommen. Wir fuhren mit dem Zug, was ganz abenteuerlich wurde, weil mal wieder ein Selbstmörder die direkte Verbindung

16

blockierte und wir einen ziemlich großen Umweg fahren mussten. Es war eine wirklich schöne Feier in der fränkischen Schweiz, in einer Mühle an einem kleinen Flüsschen. Als Höhepunkt am Abend ließen wir China-Laternen steigen. Jedenfalls humpelte ich da schon merklich.

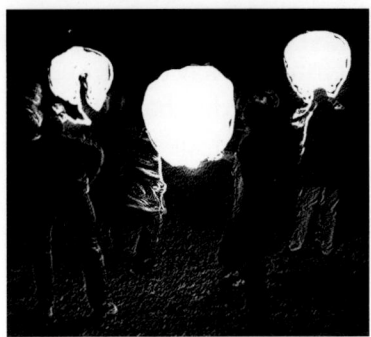
China-Laternen

Anfang August war unser alljährliches, großes Reitturnier bis Klasse M. Meine Frau und ich leiteten wie immer die Meldestelle. In der Meldestelle werden Startgelder kassiert, Starterlisten für die einzelnen Prüfungen erstellt, Ergebnisse verarbeitet, Gewinngelder ausgezahlt, usw. Ich zögerte jeden Gang zur Toilette hinaus, nicht nur weil diese am anderen Ende des Geländes war, sondern weil vor allem das schnelle Gehen immer mehr Schmerzen in der linken Hüfte verursachte. Ich sollte doch mal nachschauen lassen! Also ließ ich mir von einem Freund am Abend nach dem Turnier einen Orthopäden empfehlen und vereinbarte Mitte des Monats einen Termin.

Der Orthopäde hatte ein gutes Auge, denn er sah sofort, dass der linke Oberschenkel etwas dünner war, als der rechte. Das müsse irgendeinen Grund haben, den er so nicht ausmachen könne. Also schickte er mich in die Radiologie zum CT, einem Computer-Tomogramm, bei dem vom Körper mittels Röntgenstrahlen Querschnittsbilder erstellt werden, dieser also virtuell in Scheiben geschnitten wird. Es könne ja etwas mit den Bandscheiben sein. Habe ich mir etwas dabei gedacht, als der Radiologe außer der verordneten normalen Röntgenaufnahme und dem CT auch noch ein MRT (Magnet-Resonanz-Tomographie, gleiches Aufnahmeprinzip, nur mittels Magnetfeldern) angeordnet hatte? Vielleicht ein Anflug von Verwunderung, aber nicht als böse Vorahnung zugelassen und sofort verdrängt. Direkt nach der Untersuchung habe ich beim Orthopäden angerufen, um einen neuen Termin zu machen. Frühestens nächste Woche hieß es und damals konnte ich noch nicht so gut warten wie heute. Aber was soll man als Kassenpatient schon machen?

Zwei Stunden später klingelte das Telefon und ich bekam einen Orthopädentermin am nächsten Tag. Und wieder habe ich mir nichts dabei gedacht. Als ich dort ankam, war der Arzt noch nicht da und ich musste etwas warten. Als er kam, machte er ein ernstes Gesicht und setzte sich mir gegenüber. Es folgte ein langes Schweigen, während dessen er wohl überlegte, wie er mir die Ergebnisse der Radiologie am schonendsten beibringen sollte. Er war mit diesem Ansinnen nicht sehr erfolgreich, denn er sagte schließlich wörtlich: "Herr Behner, ich muss Ihnen sagen, Sie haben da einen riesen Tumor im Becken!".

Ach ja? Aha! Irgendwie schaltet das Gehirn in solchen Situationen auf Notbetrieb. Kein Adrenalinstoß, keine Panik, nur Kenntnisnahme. Selbst mit seinen weiteren Fragen konnte er mich nicht aus der Ruhe bringen: „Haben Sie Familie?", „Haben Sie Kinder?" und „Möchten Sie ein Glas Wasser?". Sein Plan, sofort einen Krankenwagen zu rufen, stieß allerdings auf meine Ablehnung. Ich war doch nicht kränker, als vor fünf Minuten, als ich noch ahnungslos war. Nein, nein, erst mal nach Hause und mit meiner Frau reden. Ich musste schon viel Überredungskunst aufbringen, um nicht sofort eingeliefert zu werden, aber ich konnte ihn mit dem Versprechen überzeugen, mich bis 12 Uhr auf der onkologischen Station des Universitätsklinikums Jena zu melden. Und er verabschiedete sich mit den Worten: „Ich hoffe, wir sehen uns mal wieder!". Sehr aufmunternd, aber ich mache ihm keine Vorwürfe. Ich glaube, er war damals einfach überfordert, denn wann muss ein Orthopäde einem Patienten schon einen potenziell tödlichen Befund mitteilen?

Erst zuhause, während ich meine Frau umarmte, nachdem ich ihr den Befund mitgeteilt hatte, kam das erste große Heulen. Wir heulten beide und hatten auch allen Grund dazu. Aber um mein Versprechen zu halten, war nicht viel Zeit, denn ich musste meine Sachen packen und einen Bekannten finden, der mich bis 12 Uhr in die Klinik fahren konnte. Und dann rückte ich zum ersten

Mal ein. Ich hatte Glück und bekam ein Zweibettzimmer und einen sehr netten Zimmergenossen. Zuerst erfolgten Blut- und Urinuntersuchungen. Die erste Vermutung, es könnte sich um ein Plasmozytom handeln wurde schon nach wenigen Tagen geäußert. Nun kamen weitere Untersuchungen: Lungenröntgen, Röntgen nach Pariser Schema (Thorax und große Röhrenknochen), CT des Skeletts, Weichteil-CT, MRT, Skelettszintigraphie und als Krönung eine PE, also eine Probenentnahme.

Zur Probenentnahme wurde ich auf die Chirurgie verlegt. Welch ein Unterschied, denn diese ist in einem Neubau untergebracht und die Zimmer sind wesentlich größer und die sanitären Anlagen moderner. Im Gegensatz zum Altbau gibt es auf dieser Station nur Ein- und Zweibettzimmer und alle mit eigener Dusche und WC. Auf der Onkologie muss man meistens mit Vierbettzimmern rechnen und dann zum Duschen die Etagendusche nutzen, wie ich später noch erfahren musste.

Diese PE hatte es in sich! Es fing mit der Anästhesie an. Der Eingriff sollte mit Rückenmarksnarkose erfolgen. Diese wurde im OP-Vorbereitungsraum eingeleitet. Nach der Injektion fragte mich der Anästhesist, ob die Narkose schon wirke. Das tat sie wirklich, denn die Beine waren gefühllos, mein Allerwertester war gefühllos, mein Becken war gefühllos, allerdings nur bis kurz unter den Beckenkamm. Aber genau da, hatte der Arzt mir erklärt, wollte er den Einschnitt machen. Als ich das den Anästhesisten mitteilte waren die erst etwas ratlos, beschlossen dann aber nicht nachzudosieren, sondern lieber gleich eine Vollnarkose einzuleiten. Also mit doppelter Narkose in den OP.

Ich wachte auf der gleichnamigen Station (Wachstation) auf, während mir ein Druckfühler zur arteriellen Blutdruckmessung in die Schlagader am linken Handgelenk geschoben wurde. Warum denn das? Der Eingriff war doch schon vorbei! Was sollte das nun wieder? Und dann erfuhr ich, nachdem ich etwas klarer im Kopf geworden war, dass es zu Komplikationen gekommen sei. Der Tumor, der im Krankenhaus übrigens euphemistisch nur „Raumfordernder Prozess" genannt wurde, wollte nicht aufhören zu bluten. Nachdem ich zwei Liter Blut verloren hatte, hat man kurzerhand ein Tuch hineingestopft und wieder zu gemacht. Nun sollte durch eine Angiographie die Blutung von innen heraus gestillt werden. Dabei wird eine Sonde zum Beispiel durch eine Arterie in der Leiste in das Blutgefäßsystem eingeführt. Dafür also die arterielle Blutdruckmessung.

Der Eingriff erfolgte ein paar Stunden später und war alles in allem recht unterhaltsam. Die Sonde wurde nur unter örtlicher Betäubung eingeführt und ich konnte mich die ganze Zeit mit dem Arzt unterhalten und am Monitor die Röntgenüberwachung beobachten. Da konnte ich sehen, wie die Sonde durch meine Arterien wanderte und ab und zu Kontrastmittel von sich gab, um die Gefäße besser sichtbar zu machen. Das sah schon cool aus. Als der Arzt dann das richtige Gefäß gefunden hatte, konnte man sehen, wie das Kontrastmittel nicht in Gefäßen weitertransportiert wurde, sondern nach außen, bzw. in mich hineinwölkte. Dort wurde dann mit entsprechenden Medikamenten über die Sonde ein künstlicher Thrombus, so eine Art Pfropfen geschaffen, der die entsprechenden Gefäße abdichtete. Nebenbei wurde auch dem Tumor, Entschuldigung, dem „Raumfordernden Prozess" die Blutzufuhr teilweise unterbunden. „Wenn wir schon mal da sind …", meinte der Arzt.

Auch die folgende Nacht war sehr kurzweilig. Ich verbrachte sie auf der Intensivstation, kurz ITS, zur Überwachung. Leider konnte ich kaum schlafen, denn sobald im Schlaf meine Atemfrequenz sank, wurde ich von einem Signalton unsanft wieder geweckt. Trotzdem wurde es mir nicht langweilig, denn das Unterhaltungsprogramm war vom Feinsten! Zunächst bekam der Patient mir gegenüber einen Herzstillstand. Da er gerade Besuch von seiner Familie hatte, wurde diese erst einmal kurzerhand vor die Türe geschickt. Und dann ging es richtig los. Ärzte und Pflegepersonal rotierten. In kurzer Zeit stand die ITS voll mit Geräten zur Wiederbelebung, einschließlich Defibrilator. Das Verpackungsmaterial aller sterilen Geräte flog nur so durch die Gegend, so dass anschließend die Schwestern eine halbe Stunde brauchten, um alles wieder wegzuräumen. Am Ende fuhren sie ihn zur Not-OP, während noch ein Arzt auf dem Bett über ihm kniete und Herzdruckmassage machte. Der Arme hat es übrigens geschafft, zumindest diesmal.

Der zweite Punkt des Unterhaltungsprogramms folgte, als wieder Ruhe eingekehrt war. Die Patientin, die mir schräg gegenüber lag, hatte schon ziemlich lange eine Tubus zur künstlichen Beatmung und sollte nun einen Schlauch durch einen Schnitt direkt in die Luftröhre bekommen, weil durch den Tubus der Rachen auf Dauer zu sehr gereizt wird. Leider konnte ich von dieser Tracheotomie nichts sehen, weil ein Wandschirm aufgestellt wurde, aber ich konnte zumindest die Kommentare der Ärzte hören. Auch das Umbetten des Patienten neben mir wurde durch so einen Wandschirm verdeckt.

Zwei Tage später folgte dann meine zweite OP, diesmal gleich mit Vollnarkose. Das Tuch musste ja wieder entfernt werden. Diesmal verlief alles komplikationslos. Ich erwachte auf der Wachstation und kam nach etwa zwei Stunden auf mein Zimmer zurück. Nach so einer Probenentnahme kommt immer die Zeit des Wartens. Warten ist etwas, was man im Krankenhaus lernt. Je länger man dort liegt, desto besser wird man darin. Und dann kam die Diagnose: Wirklich ein Plasmozytom!

Gut, ein bisschen etwas sagt auch der Arzt, aber viel mehr Informationen hält natürlich das Internet bereit. Und das Erste, was ich da fand war, dass ich nun eine durchschnittliche Lebenserwartung von zwei bis zehn Jahren hätte. Na prima!

Glaube, Liebe, Hoffnung

„Nun aber bleiben Glaube, Liebe, Hoffnung, diese drei, aber die Liebe ist die größte unter ihnen." (Korinther 13, 13)

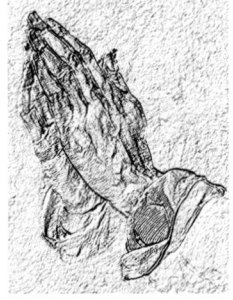

Der Glaube – ist vor allem in einer Situation wie der meinen gar keine so üble Sache. Viele fangen erst zu beten an, wenn es ihnen oder ihren Angehörigen schlecht geht. Für andere ist Glauben ganz normal und wieder andere können damit gar nichts anfangen. Ich will hier nicht missionieren, aber wenn er hilft, kann es nicht falsch sein.

A. Dürer,
Betende Hände

Als meine Mutter mit mir schwanger war, war sie schon 44 und das war zur damaligen Zeit schon sehr alt, um ein Kinde zu bekommen. Zunächst liefen die Symptome - wie ausbleibende Regel - meiner Mutter unter Wechseljahre, später unter Gallensteine und erst relativ spät wurden sie dann als Schwangerschaft diagnostiziert. Ich hatte auch für längere Zeit den Spitznamen „Gallenstein"! Mein Vater, Musiklehrer und Organist, sagte damals, wenn mit der Schwangerschaft alles gut gehe, werde er jeden Sonntag in der Krankenhauskapelle den Gottesdienst auf der Orgel begleiten. Und das tat er dann auch bis kurz vor seinem Tod. Das Problem war nur, dass wir dann auch jeden Sonntag mitfahren mussten. Zuerst fast die ganze Familie, das heißt meine Mutter, mein um acht Jahre älterer Bruder und ich. Meine Schwester ist 15 Jahre älter als ich und war damit schon damals alt genug, um nicht mehr dazu gezwungen werden zu können. Nicht, dass sie nicht gläubig wäre, aber der Sonntagsgottesdienst in der Krankenhauskapelle war wirklich nicht besonders ansprechend. Später sprang dann auch mein Bruder ab, so dass ich mit meinen Eltern alleine dorthin fuhr. Zumindest so lange, bis auch ich alt genug war, Nein zu sagen.

Heute gehe ich so gut wie nie in die Kirche. Das heißt aber nicht, dass ich nicht gläubig bin. Ich denke, jeder muss seinen eigenen

Glauben entwickeln, zumindest in unserer aufgeklärten Zeit und selbst wissen, wie er ihn lebt. Irgendwann kommt der Punkt, wo man den unreflektierten, eingeimpften Kinderglauben hinterfragt und dann entweder entscheidet, dass das alles Humbug war oder auf die Erfahrungen seiner Kindheit aufbauend, nun seinen eigenen Weg findet, an Gott zu glauben.

Wir sind 1999 von Franken nach Thüringen gezogen und da habe ich zwei Erfahrungen gemacht. Zum einen die, dass das DDR-Regime fast ganze Arbeit geleistet hatte, was die Religion betraf. Nicht nur, dass heutzutage die meisten Leute nicht mehr Mitglieder einer Kirche sind, sondern viele zeigen auch eine tiefe Abneigung dagegen. Neben fassungslosem Kopfschütteln („Wie kann man denn nur an so etwas wie einen Gott glauben?"), hört man immer wieder: „Schau dir doch mal an, was die Kirche im Lauf der Zeit alles verbrochen hat!". Stimmt! Kreuzzüge, Zwangsmissionierung, Hexenverbrennung, Inquisition, … und viele kleinere Sünden mehr. Aber das war nicht das Christentum, sondern die Institution katholische Kirche. Kein Grund, nicht zu glauben, sondern nur ein Zeichen dafür, dass überall, wo Menschen Macht haben, diese missbraucht wird. Überall gibt es Fanatiker. Schau dir den Islam an: Islam bedeutet Frieden und der Koran predigt nichts anderes, aber welche Gräueltaten werden in seinem Namen begangen? Nicht alle Deutschen sind böse, nur wegen der Judenverfolgung im Dritten Reich. Aber ich schweife ab.

Die zweite Erfahrung war, dass diejenigen, die in den neuen Bundesländern Christen sind, das bewusst und sehr engagiert sind. Während man in den alten Bundesländern als Christ automatisch röm. kath. oder ev. ist und das meistens nur auf dem Papier, sind die Gemeindemitglieder hier sehr viel aktiver. Ich habe deswegen als alter Kirchenmuffel schon seit wir hier ankamen ein schlechtes Gewissen. Aber ich denke, man muss nicht in die Kirche gehen, um zu beten. Das kann man überall, alleine oder mit anderen. Wenn man möchte, denn wie schon gesagt, ich will nicht missionieren. Jeder muss für sich wissen, ob und an was er glaubt.

Die Liebe – ein großes Wort! Aber was ist Liebe?

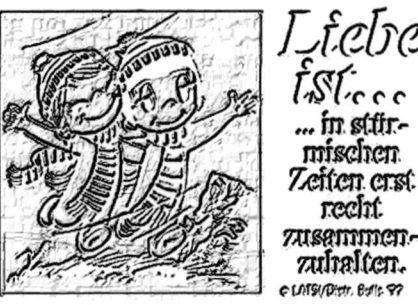

Liebe ist: ... in stürmischen Zeiten ...

Liebe ist die Ausschüttung verschiedener Hormone, vor allem Oxytocin, aber auch Dopamin und Noradrenalin, ausgelöst durch angeborene und erlernte äußere oder innere Reize. Dabei spielt natürlich das Gehirn, mit seinen 100 Milliarden Nervenzellen, als Steuerzentrale eine ganz entscheidende Rolle. So die moderne Naturwissenschaft.

Plato (428-348 v. Chr.), griechischer Philosoph, teilte die Liebe ein in: Eros, die sinnlich-erotische Liebe, Philia, die Freundesliebe und Agape, die selbstlose und fördernde Liebe. Für Hegel ist die Liebe der Inbegriff der Dialektik. Hier trifft die These des individuellen Seins auf die Anti-These des Sich-selbst-vergessen-im-Anderen. Eine Synthese wird möglich, wenn der oder die Liebende durch die Liebe zum anderen sich seiner, bzw. ihrer selbst bewusster wird. Aber Philosophie war ehrlich gesagt noch nie mein Ding!

Auch die Psychologie beschäftigt sich mit der Liebe. Schon Sigmund Freud nimmt die Sage von Ödipus, der seinen Vater erschlug und später seine Mutter heiratete, als Beispiel für den Konflikt, der in der frühkindlichen Sexualenwicklung zwischen der Liebe eines Knaben zu seiner Mutter und der Abhängigkeit vom rivalisierenden Vater entsteht (Sehr vereinfacht dargestellt!). Oder es wird psychologisch die Frage diskutiert, ob wir uns vom Äußeren eines Menschen zu ihm hingezogen fühlen oder ob gemeinsame Wertvorstellungen die Grundlage der Liebe sind. Ob es angeborene oder erlernte Reize sind, die uns zum anderen hinziehen. Oder ist Liebe reine Autosuggestion? Reden wir uns nur ein, dass wir lieben?

In der Literatur, egal ob Epik, Dramatik oder Lyrik, wimmelt es natürlich von Liebe. "Die Liebe, die Liebe ist eine Himmelsmacht". So lautet ein Satz am Ende des Liedes "Wer hat uns getraut?" aus der 1885 uraufgeführten Operette „Der Zigeunerbaron" von Johann Strauß.

Und dann wären da natürlich noch die Nächstenliebe, die Liebe zu Verwandten, aber auch die Liebe zu Tieren, Hobbys und zu vielem anderen, die wir alle schon verspürt haben.

Such dir, lieber Leser, nur aus, wie Du die Liebe betrachten möchtest. Ich wünsche Dir jedenfalls, dass du sie kennen lernst, bzw. kennen gelernt hast und es dir nicht so ergeht, wie Rochefoucauld sagt: „Mit der leidenschaftlichen Liebe ist es wie mit den Gespenstern, alle reden davon, aber keiner hat sie gesehen."

Für mich ist die Liebe zu meiner Frau und meinem Kind jedenfalls der hauptsächliche Sinn hinter dem Kampf gegen meine Krankheit. Sie gibt mir Tag für Tag Kraft und Mut und ist damit einer der wichtigsten Stützpfeiler jeder Therapie.

„Die Hoffnung ist es, die die Liebe nährt.", schreibt Ovid in seinen Metamorphosen. Ein bekanntes Sprichwort sagt: „Die Hoffnung stirbt zuletzt.".

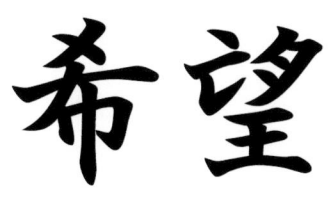

Chinesische Schrift-zeichen für
Hoffnung

Die Hoffnung – ist der direkte Gegenspieler der Verzweiflung, welche auf der Angst beruht. Angst ist etwas Wichtiges, denn sie bewahrt uns oft vor unüberlegten und gefährlichen Schritten. Ohne die Angst gäbe es wahrscheinlich keine höher entwickelten Lebewesen. Sie wären schon während ihrer Evolution (Höherentwicklung) den verschiedensten Unfällen zum Opfer gefallen. Auf der anderen Seite konnten viele Fortschritte nur gemacht werden, weil irgendjemand seine

Angst überwunden hat. Die Angst vor dem Feuer hat Abermilliarden von Lebewesen das Leben gerettet. Aber wenn nicht einer unserer Vorfahren diese Angst überwunden hätte, wäre die Menschheitsgeschichte wohl anders verlaufen und ich könnte wohl nicht hier am Laptop sitzen und diese Zeilen schreiben.

Problematisch wird es, wenn sich die Angst auf Dinge richtet, die wir nicht beeinflussen können oder das zumindest glauben. Dann kann sie leicht in Verzweiflung umschlagen und dann sind wir nicht mehr Herr unseres Tuns. Hier greift nun die Hoffnung ein und beruhigt uns. Aber die Hoffnung selbst will genährt sein, um nicht zu versiegen. Man muss den Blick immer wieder bewusst auf die positiven Möglichkeiten richten, optimistisch denken. Man muss zu hoffen wagen, auch wenn man ab und zu enttäuscht wird.

An dieser Stelle möchte ich zwei Sprüche einfügen, ausnahmsweise einmal ohne Quellenangabe. Der erste drückt Hoffnung aus: „Es gibt ein Licht am Ende des Tunnels.", wobei ich gerne etwas sarkastisch anfüge: „…auch wenn es der herannahende Zug ist!" und der zweite, kürzlich von einem Freund gehört: „Wenn dir das Wasser bis zum Hals steht, solltest du nicht den Kopf hängen lassen!", ermutigt zur Hoffnung.

„Hoffnung ist nicht die Überzeugung, dass etwas gut ausgeht, sondern die Gewissheit, dass etwas einen Sinn hat, egal wie es ausgeht.", sagte Vaclav Havel, tschechischer Schriftsteller und Politiker. Und damit zeigt er uns die Gemeinsamkeit von Glaube, Liebe und Hoffnung:

Alle drei geben unserem Leben und Streben Sinn.

Solitäres Plasmozytom – 09/2008-05/2009

Wenn das Leben einen Sinn hat, möchte man es natürlich so lange wie möglich fortsetzen. Also sollte man zwar seine Krankheit akzeptieren, aber alle Unkerei überhören, die schlechten Prognosen zur Kenntnis nehmen, aber nicht als unabwendbar hinnehmen und den Blick auf die Chancen richten, die man hat, die Ärmel hochkrempeln und den Kampf aufnehmen.

Der erste Schritt, meinem Tumor entgegenzutreten war, ihn zu bestrahlen. Brutzeln soll er! Die Bestrahlung erfolgte im „alten Bunker" im Zentrum von Jena. So wird das Gebäude der Strahlentherapie genannt. Allerdings weiß ich nicht, ob es wirklich mal als Bunker gebaut wurde, oder ob es für die Strahlentherapie so konzipiert wurde. Jedenfalls ist es ein Gebäude mit 80 cm dicken Außenmauern und auch sehr stabilen Innenwänden. Es gehört zu den ältesten Gebäuden der Universitätsklinik und ist auch so eingerichtet. Von elektrisch verstellbaren Betten hat man da nur aus Erzählungen gehört und Toiletten auf den Zimmern waren damals auch noch nicht üblich. Dafür ist das Pflegepersonal wirklich nett und bemüht, einem den Aufenthalt so angenehm wie möglich zu machen.

Pflegepersonal klingt immer komisch, aber ansonsten müsste ich Schwestern und Pfleger schreiben und selbst da gibt es Komplikationen. Manche Pfleger bestehen darauf, nicht als Pfleger betitelt zu werden, weil sie ja die vollständige Schwesternausbildung haben und Pfleger immer etwas nach „Hilfskraft" klingt. Ich denke da besonders an einen, der gerne als „Schwester Volkmar" bezeichnet werden wollte. Und dann ist da noch die Gruppe der Schwesternschülerinnen und –schüler, der Zivildienstleistenden und PraktikantInnen. Also bleibe ich der Einfachheit halber bei „Pflegepersonal".

Die erste Woche war ich stationär, der Rest der Bestrahlungen erfolgte dann von Montag bis Freitag ambulant. Die Bestrahlungen zogen sich über etwa acht Wochen hin. Solche Bestrahlungsgeräte sind recht störanfällig. Immer wieder verschoben sich

Termine oder verlängerten sich Wartezeiten, weil mal wieder einer von zwei „Onkor" ausgefallen war. „Onkor" ist der Name der dort verwendeten Bestrahlungsgeräte. Witzig war, dass mein Bruder, der im medizintechnischen Bereich einer bekannten Firma mit „S." tätig ist, bei diversen Besprechungen auch die Probleme der Jenenser Bestrahlungsgeräte, die von eben dieser Firma hergestellt wurden, mitbekam. Aber von seinem Arbeitsbereich später mehr.

Die Zeit zwischen der Radiatio (Bestrahlung) und der Becken-OP nutzte ich aus, um Eigenblut zu spenden. Damals war ich noch der Meinung, ich wolle möglichst wenige Bluttransfusionen bekommen. Heute hab ich schon so viele erhalten, dass es schon gar nicht mehr auf eine mehr oder weniger ankommt. Immerhin dreimal war ich beim Spenden. Ich bin dann bei der OP auch wirklich ohne fremdes Blut ausgekommen. Auch der Anästhesist, der dafür verantwortlich war, hatte den Ehrgeiz ohne Fremdblut auszukommen. Dazu wurde auch das abgesaugte Blut gereinigt, bestrahlt und wieder verwendet. Zusammen mit meinen drei Eigenkonserven reichte das tatsächlich aus. Zuletzt mussten sie mir dann noch eine Plasmakonserve geben. Als diese angeliefert wurde, war die Überraschung groß, als sich herausstellte, dass auch die von meinen Eigenspenden stammte. Ich glaube im Nachhinein, dass mein Eifer zu spenden darauf beruhte, dass es das Einzige war, was ich aktiv tun konnte. Alles andere lag in den Händen der Ärzte und Ärztinnen.

Mitte November rückte ich dann in die Unfallchirurgie ein. In der Zwischenzeit wurde nach den Dünnschichtcomputertomographien des vorigen Aufenthalts ein Titanimplantat für mich maßgeschneidert. Mit Bohrungen für Schrauben und Nähte, Gitternetzstruktur zum Anwachsen von Muskulatur und allem Drum und Dran. Damit sollte mein durchlöchertes Beckenstück ersetzt werden.

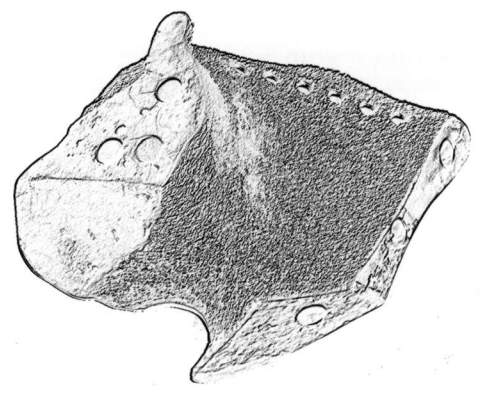

Mein Titanimplantat

Nach den üblichen Voruntersuchungen war es dann am 27. November so weit. Der Eingriff, vom Chefarzt Prof. Dr. med. Dr. rer. nat. Gunther O. H. persönlich durchgeführt („So eine OP macht man selbst in meiner Position höchstens zweimal im Leben"), war generalstabsmäßig geplant, wie er es beschrieb. Ich weiß nicht genau, wie viele Personen beteiligt waren, aber bei einer OP über zehneinhalb Stunden müssen es viele gewesen sein. Als Patient bekommt man von der langen Zeit zum Glück nichts mit. Nach der Vorbereitung und der Sauerstoffmaske geht das Licht aus und geht erst wieder an, wenn alles vorbei ist.

Ich glaube nicht, dass es eine Rolle gespielt hat, aber ich habe drei der Kinder des Professors in meiner Schule unterrichtet, einen davon sogar in der Klasse, die ich über zwei Jahre als Klassenlehrer geleitet hatte. Es war überhaupt erstaunlich, wie viele Eltern meiner Schüler in den verschiedensten Bereichen am Klinikum tätig sind. Von Schwestern, über verschiedene Ärzte bis hin zu einem Physiker im Bereich der Berechnung der Bestrahlungen meiner Strahlentherapie waren so ziemlich alle medizinischen Berufe vertreten.

Aber zurück zur OP. Ich wundere mich immer noch, wie so ein Eingriff durchgeführt wird, wie man den defekten Knochen in eben dem richtigen Winkel und an der richtigen Stelle heraussägen kann, so dass dann ein vorgefertigtes Ersatzteil genau hineinpasst. Ich habe Bilder vom Schlachtfeld, respektive den Operationsfeldern gesehen und die vergrößern meine Bewunderung nur. Es wurde nämlich von zwei Seiten operiert. Zunächst wurde die Bauchdecke eröffnet, die wichtigen Gefäße und Nervenstränge wurden herauspräpariert und „angeschlungen", das heißt mit hübschen blauen Schlingen beiseite gezogen. Dann wurde bis zum defekten Beckenknochen weiterpräpariert und ein Tuch eingelegt. Anschließend wurde der Bauch wieder geschlossen und nun wurde von schräg hinten weitergemacht. Von dort aus wurde dann der entsprechende Beckenteil mit dem Tumor herausgesägt. Als Begrenzung nach vorne diente das eingelegte Tuch, so dass keine wichtigen Strukturen mehr beschädigt werden konnten. Anschließend wurde das Tuch herausgenommen, das auf diese Weise einmal durch mich hindurch gewandert war. Schon ein komischer Gedanke! Alle vom Tumor betroffenen Muskeln wurden entfernt und das Implantat eingesetzt. Leider gehörten zu diesen Muskeln sowohl der kleine, als auch der mittlere Gesäßmuskel sowie ein Teil des großen Gesäßmuskels. Auch der an das Becken führende Teil des Iliopsoas, eines Muskels, der zum Anheben des Beines benötigt wird, fiel der Operation zum Opfer. Sie alle sollten mir noch fehlen!

Diesmal habe ich die Nacht auf der ITS völlig verpennt. Die hatten mich wohl voll zugedröhnt! Meine Erinnerung setzt erst wieder auf meinem Zimmer ein, wo ich mit einem Blasenkatheder und acht Schläuchen im Bauch aufgewacht war. Die meisten Schläuche hatten am Ende eine Unterdruckflasche zum Absaugen des Wundsekretes, genannt Redon-Drainage. Das Internet lehrte mich, dass der Name vom französischen Kieferchirurgen Henry Redon stammt, der dieses System erfunden hatte. Da ich in der nächsten Zeit sehr viele solche Fläschchen hatte, benannte ich sie Heinrich der I., Heinrich der II. und so weiter.

Schmerzen hatte ich keine, dafür sorgten jede Menge Schmerzmittel und auch im weiteren Verlauf der Behandlung, muss ich sagen, war man mit Schmerzmittelgaben sehr freizügig, was ich jetzt nicht unbedingt als Nachteil sehen will. Was mich sehr viel mehr beunruhigte, war der Umstand, dass mein linker Arm von der Schulter abwärts gefühllos und nicht zu bewegen war. Es ging buchstäblich gar nichts. Die Ärzte sagten, dass es sich dabei um einen so genannten Lagerungsschaden handelte. So etwas kann vorkommen, wenn bei einer langen OP z.B. ein Arm in einer ungewöhnlichen Stellung gelagert wird, bei der Nervenbahnen überdehnt oder abgedrückt werden. Das steht übrigens auch in der Narkoseaufklärung, die man immer vor jeder Narkose unterschreiben muss. Also nichts mit Schmerzensgeld! (Kleiner Scherz!)

Du kennst das sicher auch, wenn du nachts den Arm ungünstig gelegt hast, so dass er am Morgen eingeschlafen ist. Und dann das schöne Gefühl, wenn er wieder aufwacht, mit tausend Ameisen, die in ihm krabbeln. Nur, dass mein Arm so schnell nicht wach werden wollte. Am nächsten Tag konnte ich ein wenig den Daumen bewegen, nur ein bisschen zucken. Tags darauf konnte ich dann schon den Zeigefinger um immerhin etwa einen Zentimeter anheben. Sonst war ab der Schulter immer noch alles schlapp. Und so ging es dann Tag für Tag voran, bis ich nach etwa zwei Wochen fast wieder alle Bewegungen, wenn auch nicht sehr kraftvoll, ausführen konnte. Allerdings stellten sich während dieser zwei Wochen auch oben genannte Ameisen ein und wurden meine ständigen Begleiter. Heute, eineinhalb Jahre später kann ich den Arm wieder voll bewegen, allerdings ist das Gefühl in die Hand nur teilweise zurückgekehrt und es kribbelt immer noch in den Fingern. Da müssen mir wohl ein paar Ameisen geblieben sein. Seltsamerweise scheint die Schweißsekretion auch damit zusammenzuhängen, denn die Finger meiner linken Hand sind stets trocken, so dass das Greifen kleiner Gegenstände schwierig ist, weil ich sie erstens nicht richtig fühle und zweitens leicht abrutsche. Aber sei es drum, Hauptsache die Becken-OP war erst einmal gut gegangen. Das war sie auch, wenn man den Einbau und die Passgenauigkeit des Implantats betrachtet. Das sitzt bis heute bombenfest, mit insgesamt fünf großen Schrauben am restlichen Beckenknochen befestigt.

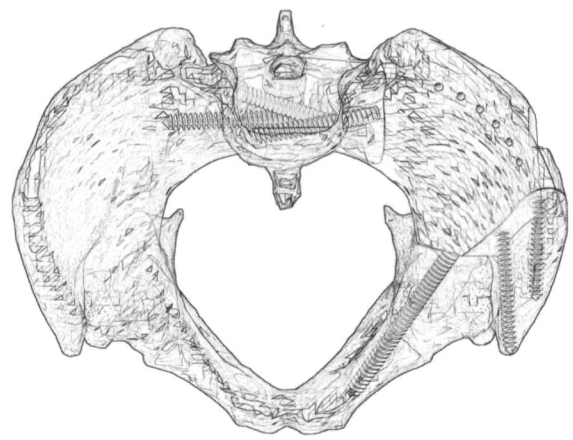

Implantat (im rechten, oberen Bereich und mit Verschraubungen)

Auch die Narben verheilten gut – bis auf ein kleines Stück im Rücken, direkt über dem Implantat. Hier wollte die Haut sich nicht schließen. Das hatte zwei Gründe: erstens war der Bereich durch die vorherige Bestrahlung vorgeschädigt und zweitens lag die Haut hier direkt auf dem Implantat auf und war auch nicht sonderlich dick und damit schlecht durchblutet. Eigentlich sollte bis Mitte Dezember alles so weit verheilt sein, dass ich nach Hause gehen sollte, aber dieses eine Stück machte Probleme. Außerdem sammelte sich immer wieder Flüssigkeit unter dieser Stelle an, die dann nach außen sickerte. Also wurde ich erneut unter Vollnarkose gesetzt (Nr. 4) und das betroffene Stück wurde ausgeschnitten, alles gespült und erneut vernäht und natürlich wieder mit einem „Heinrich" versehen. Aber es wollte immer noch nicht heilen. Es folgten Resektion (von lateinisch „resecare" gleich "zurückschneiden") zwei, drei und vier, diese nun mit einem Vac-Verband, einem Vakuumverband aus Folie und einem Spezialschwamm in der Wunde, damit die Wundflüssigkeit besser abfließen konnte und die Heilung gefördert wurde. Aber nachdem in einer weiteren OP, ich glaube mittlerweile Nr. 8, der

Schwamm wieder entfernt worden war, stellte sich immer noch keine Heilung ein.

Die Vorbelastung durch die Bestrahlung konnte man natürlich nicht beheben, aber man konnte dafür sorgen, dass das Gebiet besser durchblutet wurde. Nämlich durch eine Klapplappenplastik. Das hat nun nichts mit Kunststoff zu tun, sondern es handelt sich um eine plastische Operation, bei der ein Muskellappen in das betroffene Gebiet verlegt, bzw. geklappt wird. In meinem Fall wurde der Vastus lateralis, der seitliche Ast des Quadriceps, des großen Oberschenkelstreckers, an der Kniescheibe abgetrennt, rund um die Hüfte und das Becken geführt und am Implantat unter der betroffenen Stelle angenäht. Um keine neuen Gefäßverbindungen schaffen zu müssen, die eventuell nicht richtig heilen würden, wurde die ursprüngliche Gefäßversorgung und auch Nervenversorgung des Muskels belassen. Das hat nun zur Folge, dass wenn man auf diesen Muskel in meinem Rücken drückt, ich den Druck im Oberschenkel spüre, weil mein Gehirn noch immer nicht geschnallt hat, dass der Muskel jetzt ganz woanders liegt. Diese OP erfolgte am 30. Dezember.

Mitte Januar wurde ich entlassen und eine Woche später sollte ich auf eine Anschlussheilbehandlung gehen. Einen Tag vor der Abreise jedoch merkte ich plötzlich, dass ich in einer Pfütze saß. Eine genauere Betrachtung ergab, dass sich schon wieder Flüssigkeit an besagter Stelle angesammelt und durch ein Fadenloch ergossen hatte. Also wieder zurück in die Klinik, neue OP unter Vollnarkose (Das müsste dann die 10. gewesen sein.) und wieder Redons zum Absaugen der Wundflüssigkeit. Diesmal sollten sie nicht wie üblich nach ein paar Tagen, sondern erst nach drei Wochen gezogen werden. Und jetzt klappte es wirklich. Endlich verschloss sich die Wunde endgültig - nach nunmehr fast drei Monaten und ohne neue Flüssigkeitsansammlungen. So konnte ich Mitte Februar nach Hause gehen und Ende Februar die Anschlussheilbehandlung in einer nahen Kurklinik antreten.

In der Kurklinik wurde hauptsächlich Wert auf die Wiederherstellung meiner Beweglichkeit gelegt. Schwimmen, Aqua-

Jogging, Massagen, Schlingentisch und Krafttraining standen auf dem Programm. Mit speziellen Übungen wurden die wenigen verbliebenen Muskeln trainiert, die ich im betroffenen Bereich noch hatte. Dennoch reicht ihre Kraft bis heute nicht aus, um frei auf dem linken Bein stehen zu können, so dass ich wohl für immer auf eine Gehhilfe angewiesen sein werde. Aber auch damit kann man leben.

Was ebenfalls immer noch Probleme macht, ist mein umgelegter Muskel, weil er einfach nicht begreifen will, dass er keine Aufgabe mehr hat, außer der, eine gut durchblutete Unterlage zu bilden. Also zieht er sich immer noch fleißig, gemeinsam mit seinen drei Brüdern im Quadriceps zusammen, hat aber an seiner neuen Stelle keinen Gegenspieler (Antagonisten), der ihn wieder dehnen könnte und bildet so einen verspannten Gürtel, der zum Teil recht unangenehm schmerzt. Trotzdem war ich nach drei Wochen Training in der Klinik so weit wieder fit, dass ich daran denken konnte, meine Arbeit als Lehrer so langsam wieder aufzunehmen. Jedenfalls sah ich das so. In meinem Abschlussbericht stand dann auch sinngemäß: „Auf Wunsch des Patienten wird die Arbeitsfähigkeit bescheinigt... ."

Anfang April, eine Woche vor den Osterferien war es dann so weit. Endlich stand ich wieder vor einer Klasse. Ich musste meine Sachen zwar im Rucksack tragen und mit Unterarmgehstützen laufen, aber es ging. Ich durfte nur nicht zu lange am Stück sitzen, stehen oder gehen, aber genau das war ja im Unterricht zu vermeiden, weil ich immer wieder zwischen Sitzplatz am Pult, der Tafel und dem Gang durch die Klasse wechseln konnte. Nach dem Unterricht ging ich dann zur ambulanten Physiotherapie. Nun hoffte ich, dass das Leben sich wieder etwas normalisieren würde. Ich gab mir alle Mühe, wieder auf die Beine zu kommen. Ging regelmäßig zu meinen Blutkontrollen in die ambulante Onkologie und genoss erst mal die Osterferien. Leider stellte sich Mitte April, bei einer der genannten Blutkontrollen heraus, dass der Wert für die plasmozytomtypischen kurzen Eiweißketten

wieder gestiegen war. Allerdings noch nicht in einen besorgniser-
regenden Bereich.

Was jedoch schlimmer wurde, waren totale Verspannungen im
Nacken. Ich führte das natürlich auf das Gehen mit den Unter-
armstützen zurück und ließ mich fleißig massieren und mit
Wärme und Reizstrom behandeln, aber es wurde nicht besser. So
endete mein Arbeitsversuch zwei Wochen nach den Osterferien
schon wieder, denn ich musste mich wieder krankschreiben
lassen.

Internet

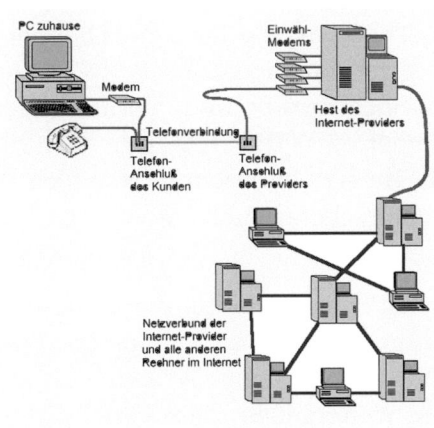

Vernetzung im „WWW"

Das Internet ist schon eine
feine Sache. Erst kürzlich
hat eine Bekannte einer
Bekannten meiner Frau bei
der Überweisung von 15.- €
per Onlinebanking durch
einen Trojaner 4000.- €
verloren. Soll vorkommen.
Aber neben solch altertüm-
lichen Türken (Troja lag im
heutigen Gebiet der Türkei)
tummeln sich auch noch
Würmer, Spam- und Pis-
hing-Mails, Viren und
andere nette Sachen im Internet und warten nur darauf, deinen
Computer besiedeln zu dürfen. Firewall und Virenschutz tun
zwar ihr Möglichstes, aber wirklich sicher ist wohl kein Internet-
user. Aber was ist schon wirklich sicher? Du kannst nicht einmal
dein Bett verlassen und wirklich sicher vor Unfällen sein, ja es
soll schon vorgekommen sein, dass einer aus selbigem gefallen ist
und sich das Genick gebrochen hat. Also verabschiede dich von
dem Gedanken der Sicherheit. Vom Tage deiner Zeugung an
schwebst du in Gefahr, um nicht zu sagen Lebensgefahr. Also

wieder rein mit dem LAN-Kabel, das du jetzt vor lauter Schreck abgezogen hast und ab ins World Wide Web!

Das Internet ist die größte Informationsquelle, die man sich denken kann. Hier findet man so ziemlich alles, was man wissen oder auch gar nicht wissen will. Zumindest wenn man es findet. Doch dabei helfen einem die Suchmaschinen. Man gibt einen Begriff ein und schon hat man tausende von Seiten. Für Plasmozytom z.b. findet man bei Google in 0,18 Sekunden ungefähr 46.100 Seiten. Allerdings dauert es etwas länger als 0,18 Sekunden diese alle zu lesen, obwohl Google so nett ist, die meisten zu unterschlagen und nur 557 Seiten anzuzeigen. Die erste angegebene Seite stammt von der „Deutschen Krebsgesellschaft", die letzte von der amerikanischen „The Myeloma Beacon". Die meisten Suchmaschinen sortieren ganz intelligent nach speziellen Faktoren wie Häufigkeit des Suchbegriffs und Verlinkungen unter den Seiten. Aber nicht immer muss die erste Seite auch die beste sein. Mit der Zeit lernt der fleißige Internetnutzer jedoch zu erkennen, welche Seiten vielversprechend sind und welche weniger.

Eine der am häufigsten genutzten Seiten und bei der Googlesuche nach Plasmozytom die Nummer zwei ist Wikipedia. Hier kann jeder, der glaubt etwas zu wissen, dieses „Wissen" an alle Menschen mit Internetanschluss weitergeben. Zum Glück haben die meisten wirklich Kenntnisse, aber manche glauben eben nur etwas zu wissen. Ich nutze dieses Nachschlagewerk auch häufig, aber bitte vertraue ihm nicht blind! Im Zweifelsfall lieber noch einmal woanders nachlesen, wenn es um etwas Wichtiges geht. Meine Schüler sind da oft nicht ganz so bedacht, aber die lernen es hoffentlich auch noch. Jedenfalls ist „Wikipedia" keine gültige Quellenangabe für Arbeiten, es sei denn, der Autor des jeweiligen Artikels ist bekannt und benannt.

Ich denke, die zweithäufigste Nutzung des Internets ist der Austausch von Programmen, Musik und Filmen. Weil das aber in den meisten Fällen eher illegal ist, mache ich natürlich so etwas nicht und kann deshalb auch nichts dazu sagen (grins!). Es gibt aber auch auf clipfish, youtube und wie sie alle heißen recht unterhaltsame und oft legale Beiträge, die gut geeignet sind einen langweiligen, regnerischen, freien Nachmittag zu bereichern. Oder eben einen langweiligen Kliniktag.

Dann dient das WWW der Kommunikation. Zum einen durch einfache Emails, die allerdings den Nachteil haben, dass man nie weiß, wann der andere sie liest. Sie gleichen dem normalen Brief, allerdings kann man durch Anhänge noch die verschiedensten Dateien wie Bilder, Texte, Musikstücke, usw. mitschicken. Durch Plattformen wie VZ (SchülerVZ, StudiVZ, MeinVZ), Facebook, Lokalisten und anderen so genannten „virtuellen sozialen Netzwerken" kann man nicht nur Texte schicken, sondern auch Informationen über den anderen abrufen, die er vorher bereitwillig für Millionen von Internetnutzern ins Netz gestellt hat. Und dann gibt es noch die Möglichkeiten der direkten, schriftlichen Kommunikation über Chat, das heißt beide Beteiligte sind online und jeder antwortet sofort auf das, was der andere schreibt. Oder noch besser über Skype, Teamspeak und wie sie alle heißen, wo man sich wie am Telefon direkt unterhalten kann und darüber hinaus mit Hilfe von Webcams (einfachen internetfähigen Kameras) einander sogar sehen kann. Für Menschen im Krankenhaus also der direkte Draht in alle Welt.

Ich habe im Krankenhaus eigentlich drei Welten erlebt. Einmal die Welt zuhause, mit meiner Frau und meinem Sohn, den Freunden und den täglichen Problemen und Verrichtungen. Der Blick in diese Welt ging nur über das Telefon, manchmal über Skype. Da habe ich dann miterlebt, wie meine Frau die Katzenklos gereinigt hat, wie mein Sohn für die Schule gelernt hat, wie mein Bruder Dias eingescannt hat und viele andere Kleinigkeiten, die mich daran erinnert haben, wie es „da draußen" zugeht und dass das Leben zuhause weitergeht, auch ohne mich. Und das war auch der Wermutstropfen, denn ich durfte da weitgehend nur als Zaungast teilhaben und konnte nicht selbst in dieser Welt leben und agieren. Trotzdem war sie für mich äußerst wichtig, denn es war ja meine eigentliche Welt, wenn du verstehst, was ich meine.

Die zweite und wesentlich präsentere Welt war der Krankenhausalltag. So ganz anders als die Außenwelt - mit eigenen Regeln und Abläufen. Sterilität, Sauberkeit, geregelte Abläufe, Konversation mit dem Pflegepersonal waren der Alltag. Arztgespräche und Visiten die besonderen Ereignisse, bei denen es stets um wichtige Aspekte der Krankenwelt ging. Hier, im Krankenhaus, hatte ich einen gewissen Einfluss, konnte mein Essen für den nächsten Tag wählen, Fragen stellen, Pläuschchen halten. Ich konnte bestimmen, wann ich auf die Toilette ging, wenn ich nicht gerade mit einer Blutkonserve an der kurzen Strippe hing. Oder ich setzte mich während meiner späteren Aufenthalte auf der Station für Knochenmarkstransplantation einfach auf mein Trainingsrad und fuhr ein paar Minuten, mit Blick aus dem Fenster, mit Blick auf die Außenwelt.

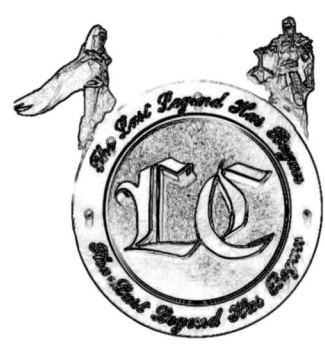

Last Chaos-Logo

Und dann war da noch die virtuelle Welt, die Welt von Last Chaos, einem Onlinespiel. Virtuelle Welten sind etwas Besonderes, weil man dort nicht nur die Umgebung wechselt, sondern auch sich selbst. Man kann dort die verschiedensten Charaktere spielen und sich mit ihnen identifizieren und in deren Haut schlüpfen. Der besondere Reiz am Onlinespiel ist der, dass man es mit vielen virtuellen Mitspielern zu tun hat, die alle ihre Rollen spielen. Man kann dort Freundschaften schließen, streiten, handeln, lügen und betrügen oder edel sein und hilfsbereit, hassen und lieben, wie man möchte. Und man kann stark sein und die größten Monster besiegen, auch wenn man das völlig entkräftet vom Bett aus spielt. Man kann rennen, auch wenn man im realen Leben nur noch mit Gehhilfe laufen kann. Es gibt sogar eine eigene Sprache, denn alles, was man sagen will, muss ja eingetippt werden, also möglicht kurz sein. Also schreibt man nicht: "Das finde ich absolut zum Lachen!", sondern einfach „lol" (Von englisch: „laughing over laughing"). Die Steigerung ist dann: „rofl" („rolling on floor, laughing"). „bimo" steht für „Bis morgen", „gn8" für „Gute Nacht". Oder man kann Gefühle ausdrücken. Z.B. bedeutet „XD" lachen, „:P" Zunge herausstrecken, „;)" zwinkern, „:(" traurig sein oder etwas bedauern und noch viele mehr. Das hat große Ähnlichkeit mit der SMS-Sprache.

Aber Onlinespiele haben auch einen gewissen Suchtcharakter. Wie Drogen helfen sie einem die reale Welt zu vergessen, ja zu verlassen. Und wenn man erst einmal gelernt hat, ganz in diese Welt einzutauchen, möchte man das so oft wie möglich tun. Außerdem will man ja auch weiterkommen und im Level aufsteigen, um mit anderen mitzuhalten oder besser zu sein. Solange man im Krankenhaus liegt und nichts anderes zu tun hat, fällt das nicht weiter auf, obwohl auch da die Visite manchmal sehr ungünstig kommt, wenn man gerade mitten im Spiel ist. Aber zuhause merkt man erst, wie viel Zeit man am Rechner und in der anderen Welt verbringt. Zeit, die dann im echten Leben, im „real life" fehlt. Manche verbringen mehr Zeit des Tages in der virtuellen Welt, als in der realen Welt, manche sogar fast den ganzen Tag. Wie Süchtige, die den ganzen Tag auf Droge sind und so ihr Leben verpassen. Drogen lösen keine Probleme, sondern schaffen nur immer neue. Dabei hat fast jede Droge ihren medizinischen Wert und Nutzen, aber es kommt wie immer auf die Dosierung an.

Diese virtuelle Welt, die Welt der Pixelmännchen kann eine Zuflucht sein, wenn die reale Welt einen überfordert und bedrückt. Aber hier schließt sich auch der Kreis, denn hinter all den Pixelmännchen und –weibchen stehen wirkliche Menschen und den einen oder anderen lernt man im Laufe der Zeit kennen. Ich habe bei Last Chaos wirklich gute Freunde gefunden, mit denen ich dann auch im realen Leben Mails geschrieben und telefoniert habe. Mit einem dieser Freunde verbindet uns das Schicksal der Krebserkrankungen. Seine Frau ist erst kürzlich, mit 40 Jahren, an einem Leberkarzinom verstorben und er steht nun mit einem 16 Monate alten und einem fünfzehnjährigen Sohn alleine da. Eine andere Bekannte aus dem Spiel kommt dem, was man einen besten Freund nennt wohl am nächsten und wir haben uns gegenseitig über manche schwere Zeit hinweggeholfen und auch reale Treffen sind schon geplant.

Böse Überraschung – 05/2009

Mitte Mai hatte ich dann den nächsten Routinetermin in der onkologischen Poliklinik und bei der Gelegenheit sollten gleich noch ein paar Röntgenbilder gemacht werden. Ich fuhr also mit dem PKW in die Klinik und begab mich zu den Untersuchungen, wie jedes Mal. Allerdings verlief die Sache diesmal so ganz anders. Es stellte sich nämlich heraus, dass mein Plasmozytom doch nicht solitär, also nur an einem Ort, geblieben war, sondern sich in der Zwischenzeit in den verschiedensten Knochen breit gemacht hatte und dort so genannte „Osteolysen", also Knochenauflösungen verursacht hatte. Am schlimmsten hatte es den HWK 3, den dritten Halswirbelkörper erwischt. Der war nämlich so gut wie weg! Ich bekam sofort einen Rollstuhl und eine Halskrause verpasst. Und natürlich ein Bett auf der Neurochirurgie. Mein Auto durften später Bekannte abholen, denn wie sagte der Arzt so schön: "Eine scharfe Bremsung und der Wirbel wäre gebrochen." Und das hieße entweder Querschnittslähmung vom Hals abwärts oder gleich mausetot. Ist schon komisch, wenn man erfährt, dass man die letzte Zeit in akuter Lebensgefahr geschwebt hat, ohne es zu wissen. Jetzt waren auch die schlimmen Nackenschmerzen erklärbar, denn mein Kopf saß ja nur noch am Rückenmarkskanal auf und die Nackenmuskeln mussten das gesamte Gewicht abfangen, weil der Wirbelkörper ja aufgelöst war. In dem Moment war der Gedanke an den Krebs erst einmal nebensächlich. Jetzt ging es zunächst um das reine Überleben.

Die geplante OP war „nicht ohne". Sie dauerte zwar nicht so lange, wie die Becken-OP, aber die Risiken waren in etwa die gleichen wie bei der Vollbremsung. Aber ohne eine Operation ging es eben nicht. Keiner wusste genau, wie weit der Tumor – nein – der „Raum fordernde Prozess" das Rückenmark schon erreicht hatte. Jedenfalls sollte der Wirbelkörper durch einen Titanspreizkorb ersetzt werden. Zu diesem Zweck wurde an der vorderen Halsseite ein Schnitt gemacht, die Luft- und die Speiseröhre wurden nach der einen Seite, die Hauptschlagader nach der anderen Seite weggedrückt und dann arbeiteten sich die Ärzte nach hinten zur Wirbelsäule durch und entfernten so viel Tumormasse wie nötig, um das Implantat einsetzen zu können. Anschließend setzten sie ventral, also vorne, noch eine Platte ein, die mit dem zweiten und vierten Halswirbel verschraubt wurde. Zum Glück lief alles gut und ich konnte mich nach dem Aufwachen noch bewegen. Allerdings halfen diesmal die Schmerz-mittel nicht so gut. Der Hals ist einem doch näher als der Bauch.

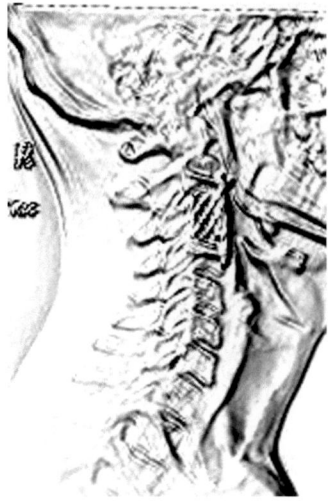

Titanspreizkorb statt 3. HWK

In den folgenden Tagen ging es mit mir körperlich bergab. Die einzige Stellung, in der ich halbwegs schmerzfrei war, war flach auf dem Rücken liegend und in der wollte ich auch bleiben. Nur nicht bewegen, schon gar nicht aufrichten, um etwas zu essen oder zu trinken. Dabei wurde mir sowieso durch die Schmerzen gleich so übel, dass ich nichts zu mir nehmen konnte. Einfach vor sich hindösen und schlafen. Ich kann nicht einmal mehr sagen, wie viele Tage das so weiterging. Man sagt, dass es beim Erfrie-ren so ähnlich sein muss. Irgendwann ist der Punkt gekommen, an dem man sich wieder wohl fühlt und einfach so hinüberdäm-mern möchte. Irgendwann hatte auch ich das Gefühl mich ent-scheiden zu müssen. Entweder der leichte Weg, der immer weiter ins Nichts geführt hätte oder der viel schwerere Weg, sich den

Schmerzen zu stellen und wieder ins Leben zurückzukehren. Zum Glück wählte ich den schwereren. Mittlerweile war ich so entkräftet, dass ich nicht mehr selbständig gehen konnte, auch wenn ich gewollt hätte. Ich hatte weder die Kraft, noch die Kondition dazu. Außerhalb des Bettes konnte ich mich also nur mittels eines Rollstuhls fortbewegen. Ich fühlte mich 110 Jahre alt.

Nachdem die unmittelbare Gefahr abgewandt war, ging es nun wieder um das Plasmozytom oder - vielleicht jetzt treffender - um das Multiple Myelom, wie es ja auch genannt wird. Dieser Name macht die vielen Herde, die sich gewöhnlich über das Skelett verteilen, deutlicher. Allerdings bin ich ja ein Individuum und mache wenig so wie die anderen. In diesem Fall habe ich mir etwas ganz Besonderes ausgedacht. Um alle ein wenig zu verwirren, weil es eigentlich kaum vorkommt, habe ich mir nicht nur Herde in den Knochen zugelegt, sondern auch noch in der Leber. Und davon gleich über 15 Stück in allen Größen. Keiner wollte zunächst glauben, dass es sich dabei auch um Herde des MM (Multiplen Myelom) handelte. Die Ärzte sagten etwas wie: "Man kann ja auch Läuse und Flöhe haben." und fürchteten schon einen weiteren Krebs. Erst eine Leberpunktion bestätigte, dass es sich dabei tatsächlich auch um mein MM handelte. Das war wirklich außergewöhnlich und ab dem Zeitpunkt wurde das Voran- und Zurückschreiten meiner Krankheit weniger an Blutwerten, sondern mehr an der Zahl und Größe meiner Lebertumore gemessen. Leider kann die Leber nicht so einfach bestrahlt werden, also wurde ich zunächst noch einmal auf die Onkologie verlegt und bekam eine Chemotherapie.

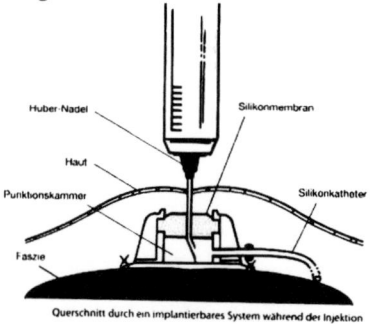

Portanlage unter der Haut

Nachdem es absehbar war, dass es nicht die letzte bleiben würde, legte man mir nahe, mir zuvor noch einen Port einsetzen zu lassen. Das ist eine kleine Kapsel, etwas kleiner als ein Mineralwasserverschluss, die unter die Haut gepflanzt wird. Sie hat einen Kunststoffschlauch, der über eine Vene bis fast in das Herz führt und eine Membran an der Oberseite, durch die man leicht eine Infusionsnadel stechen kann. Damit kann man gut Blutproben nehmen und Mittel verabreichen. Ein weiterer Vorteil ergibt sich daraus, dass viele Chemotherapeutika giftig auf Venen und Gewebe wirken. Denn wenn die Mittel über normale Flexylen eingeleitet werden, das heißt Zugänge über den Arm gelegt werden, können die entsprechenden Venen Schaden erleiden und falls das Mittel in das Armgewebe gelangt, kann es zum Absterben des Gewebes kommen. Das kann über den Port nicht passieren, da das Mittel an der Stelle in den Kreislauf gelangt, wo die Strömungsgeschwindigkeit des Blutes am größten ist, nämlich am Herzen. Der Eingriff erfolgte unter lokaler Betäubung und war nicht ganz schmerzfrei. Aber der Arzt sagte, dass das schon in Ordnung sei, denn wenn es schmerze, sei er an der richtigen Stelle. Na ja, so schlimm war es nun auch wieder nicht und der Port tat und tut gute Dienste.

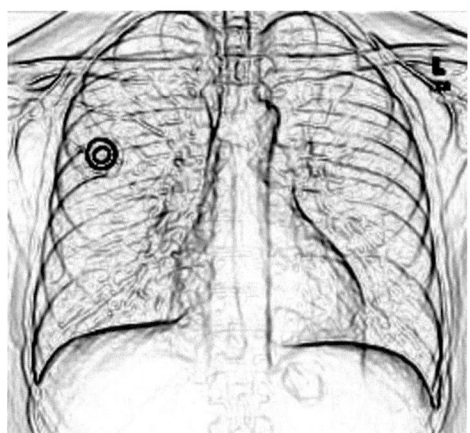

Röntgenbild mit meinem Port

Zwischendurch verbrachte ich noch eine Nacht auf einer ganz besonderen Station. Die Neurochirurgen brauchten mein Bett und die Onkologie hatte noch keines frei. Der Mann einer Kollegin war Chefarzt auf der neu gebauten Palliativmedizin und konnte mich dort unterbringen. Auf der Palliativen möchte man eigentlich nicht sein, denn dort werden Patienten betreut, die meist unheilbar krank sind und zumindest momentan nicht im heimischen Umfeld versorgt werden können. Dementsprechend angenehm sollen wenigstens die Zimmer und die Versorgung sein und das sind sie auch. Eigentlich erinnert nur das Bett daran, dass man in einem Krankenhaus liegt. Der Rest könnte auch ein Hotelzimmer sein. Kein PVC-Boden, sondern Parkett, keine Plastikjalousien, sondern Vorhänge, keine Rohrstühle, sondern Korbstühle, Schränkchen, ein großer Fernseher und eine Terrasse vor dem Zimmer. Und auch das Pflegepersonal war besonders nett. Leider wurde schon am nächsten Vormittag ein Bett auf der Onkologie frei. Ich hätte es in meinem Hotelzimmer noch eine ganze Weile ausgehalten. Natürlich kam ich in ein Vierbettzimmer, aber was soll´s, da hat man wenigstens jemanden zum Reden.

Nach der Chemotherapie ging es wieder in die Radiologie. Dort wurde, wie beim ersten Mal, eine Bestrahlung der betroffenen Knochen durchgeführt. Das waren im Einzelnen die HWK1 bis BWK1 (erster Hals- bis erster Brustwirbel), der rechte Femurhals (Oberschenkelhals, den sich ältere Leute so gerne brechen), die

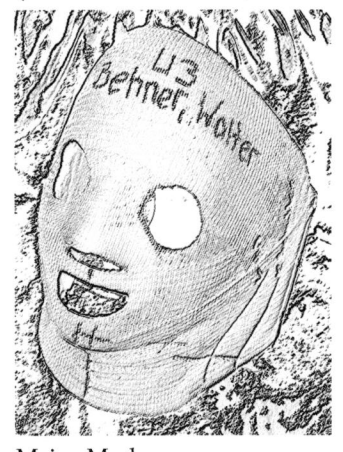
Meine Maske

rechte Seite des Beckens (die linke war ja schon weitgehend aus Titan) und die linke Schulter. Dafür wurde ich wieder in den „alten Bunker" verlegt und bekam das gleiche Zimmer wie beim ersten Mal. Für die Bestrahlung der Wirbelsäule wurde eine Maske angefertigt, mit deren Hilfe ich dann immer in der gleichen Position am Bestrahlungstisch fixiert werden konnte. Durch meine schlechte körperliche Verfassung war leider an eine ambulante Behandlung nicht zu denken und so blieb ich über fünf Wochen Gast der Radiologie. Zur

Toilette, die immer noch am anderen Ende des Ganges lag, musste ich mit dem Rollstuhl gefahren werden. Immerhin hatte ich mittlerweile meinen eigenen bekommen! Ist das nicht toll? Da fühlt man sich gleich wie …! Erst zum Ende der Behandlung hin, konnte ich mit einem Gehwägelchen den Weg selbst, aber nur unter Aufsicht bewältigen. Und natürlich nur mit Halskrause, weil neben dem stabilisierten Wirbel auch noch andere Wirbel bruchgefährdet waren.

Damit begann mein Kampf um, bzw. gegen die Halskrause. Er sollte sich über Monate hinziehen, weil kein Arzt wirklich bereit war zu sagen, dass sich die Wirbel wieder ausreichend gefestigt hätten. Aber die Lebensqualität sinkt mit so einem Ding schon gewaltig.

Ich weiß nicht, ob du so etwas schon einmal tragen musstest. Es ist lästig, vor allem im Sommer wenn es heiß ist. Irgendwann sagte dann ein Arzt, ich müsse sie nur noch zum Treppensteigen und im Auto tragen. Das war schon mal eine Erleichterung. Aber das bedeutete auch, dass ich nicht selber Autofahren konnte. Und das wäre mir schon recht wichtig gewesen, nachdem ich körperlich wieder aufgebaut war. Aber irgendwann habe ich die Halskrause einfach nicht mehr getragen, nachdem die Ärzte zwar nicht direkt gesagt hatten, dass ich sie nicht mehr bräuchte – man will ja möglichst keine Verantwortung übernehmen, aber zumindest angedeutet hatten, dass das Risiko jetzt nicht mehr so groß sei. Ich ging es gerne ein, wenn ich dadurch mobiler werden würde! Und das wollte ich unbedingt werden, nachdem ich physisch so tief unten gewesen war.

Helfer in der Not

Ich sprach oben von Bekannten, die mein Auto abholen mussten. In der Regel sind das Freunde und Bekannte, die einem im Notfall weiterhelfen können. Wohl dem, der viele davon hat und ich denke, wir haben da wirklich Glück.

Als wir, wie schon öfter gesagt, im Jahr 1999 nach Thüringen zogen, ließen wir unseren Freundeskreis natürlich zurück. In so einer Situation zeigt sich dann, wie eng so eine Freundschaft wirklich war, denn nur die allerwenigsten überstehen so einen Ortswechsel. In unserem Fall war es genau *eine* Freundin meiner Frau, zu der sie immer noch regen Kontakt hat. Alle anderen sind praktisch eingeschlafen. Ab und zu kommt man einmal auf die Idee, einen alten Kontakt neu zu beleben, aber das verläuft meist ziemlich schnell wieder im Sand.

Viel wichtiger war es, sich einen neuen Bekannten- und Freundeskreis aufzubauen. Man kann ja nicht immer nur in den eigenen vier Wänden herumsitzen und versauern. Ich denke die besten Möglichkeiten bieten der Wohnort, zumindest in so kleinen Dörfern wie dem unseren, Hobbys und natürlich der Beruf.

Unser Dorf, Posewitz, gehörte ursprünglich zu einer Verwaltungsgemeinschaft von vier Dörfern und hat gerade mal 13 Häuser. Da lernt man zumindest die Nachbarn recht schnell kennen. Und sie einen selbst, denn man kann kaum etwas tun, das nicht sofort registriert wird. Jedenfalls braucht man keine große Angst vor Einbrechern zu haben, denn jeder Fremde fällt sofort auf. In dem Jahr als wir zuzogen, wurde die Verwaltungsgemeinschaft in die nächste Stadt, Camburg, eingemeindet. Dabei wurde die freiwillige Feuerwehr aufgelöst, die neben dem Brandschutz auch Trägerin des kulturellen Lebens war. Damit dieses nicht endete, entstand ein neuer Dorfverein und für uns die Möglichkeit hier von Anfang an dabei zu sein. Eigentlich gab es sowieso nur zwei Möglichkeiten: Entweder brachte man sich ein und war offen den anderen gegenüber, dann wurde man herzlichst und ohne viele Fragen aufgenommen. Oder man wollte seine Ruhe haben, dann hatte man von vornherein keine Chance auf Akzeptanz. So lernten wir eine Dorfgemeinschaft kennen, wie wir sie bislang nicht erlebt hatten. Waren das die positiven Seiten der DDR-Zeit, wo jeder dem anderen über die Runden half? Oder war es einfach etwas Besonderes, das man nur in wenigen Gemeinden, egal ob Ost oder West, findet? Jedenfalls waren hier echtes Interesse, Hilfsbereitschaft und ein festes Zusammengehörigkeitsgefühl zu spüren und das erleichterte uns den Ortswechsel enorm.

Die zweite Art Bekanntschaften zu machen sind Hobbys. Wir hatten damals genau eines und das waren Pferde. Unser eigenes Pferd konnten wir im Nachbarort unterstellen, was im Übrigen ein wichtiges Kriterium für die Wahl des neuen Wohnortes gewesen war. Und hier überschnitten sich oder vielmehr vertieften sich die Bekanntschaften aus Ortsverein und Hobby, denn Zöthen, wo unser Pferd dann stand, war zu DDR-Zeiten ein großes Gestüt mit bis zu 400 Pferden gewesen und fast jeder im Ort hatte damals oder auch noch später mit Pferden zu tun gehabt. Ich denke, dass es hier immer noch mehr Pferde, als Einwohner gibt, wenn man sich auf die ursprüngliche Verwaltungsgemeinschaft beschränkt. Das ist auch der Grund, weshalb das Hauptevent jedes Jahr das große Reitturnier ist und warum wir das als Verein so leicht stemmen. Denn hinter den aktiven Reitern, die man in jedem Reitverein findet, steht bei uns der ganze Dorfverein, so dass wir nicht nur die sportliche Seite so einer Veranstaltung, sondern auch die gesamte Verpflegungsstrecke, Parken, Einlass, Unterhaltungsprogramm und was sonst noch alles dazu gehört selbst tragen können. Und da ist von der Vorbereitung, über die Durchführung, bis zum Aufräumen und natürlich der obligatorischen Nachfeier nahezu jeder, egal ob jung oder alt, mit Freude dabei.

Seit wir aus Zeitgründen kein eigenes Pferd mehr haben (Das schlechte Gewissen, wenn wir wieder einmal keine Zeit zum Reiten hatten und das Pferd nur auf dem Paddock stand, wurde einfach zu teuer.), haben wir noch ein weiteres Hobby, nämlich

Parson Jack Russell Terrier und damit den Hundeplatz. Auch hier haben wir viele Menschen kennengelernt. Durch Shows und Besuche sogar weit über die Landesgrenzen hinaus.

Die Möglichkeit über den Beruf Bekannte zu finden stand zunächst nur mir offen, weil meine Frau erst einmal hauptberuflich Mutter unseres damals dreivierteljährigen Sohnes war. Aber als Lehrer lernte ich dafür umso mehr Leute kennen. Erst einmal natürlich die Kollegen. Auch hier hatte ich riesiges Glück, in ein Kollegium zu kommen, in dem man sich wirklich füreinander interessierte. Aber man hat auch eine Menge Schüler und deren Eltern, mit denen einen mehr als der reine Beruf verbindet. In meinem Fall erwies sich das als besonders interessant, denn neben dem Chefarzt der Palliativmedizin, aus vorigem Kapitel, waren da noch der Professor, der mir mein Beckenimplantat einsetzte und dessen drei Kinder ich unterrichten durfte, der Oberarzt aus der Chirurgie, der ein Freund meines engsten Kollegen ist und mittlerweile auch ein Kind auf unserer Schule hat, der Oberarzt der Knochenmarkstransplantation, mit dessen Tochter ich die zu Anfang erwähnte Abiturfahrt zum Segeln machte, der Oberarzt in der Augenklinik, dessen Tochter ich zwei Jahre als Klassenleiter betreute und etliche andere, denen ich bei meinen vielen Klinikaufenthalten begegnete. Und ich muss sagen, dass dieses Vitamin B (wie Beziehung) zumeist nicht eben von Nachteil war.

Unter diesen vielen Bekannten kristallisieren sich dann im Laufe der Zeit die echten Freunde heraus. Auch da gibt es natürlich Abstufungen und Unterschiede, so wie es eben die unterschiedlichsten Menschen gibt. Da gibt es solche, mit denen man einfach gerne zusammen ist. Man hat gemeinsame Interessen und Ansichten und wenn man einmal ein kleineres Problem hat, etwas Nettes erlebt oder etwas Lustiges im Internet gefunden hat, teilt man es mit dem anderen. Mit anderen Freunden hat man weniger Kontakt, aber man weiß genau, wenn es darauf ankommt, sind sie für einen da und natürlich auch umgekehrt. Und mit ganz wenigen kann man seine persönlichsten Gedanken, Freuden und Sorgen teilen. Aber gerade die sind in Situationen wie der unseren die wertvollsten.

Aus all diesen Freunden und Bekannten rekrutieren sich die Helfer in der Not. Oft von ganz unerwarteter Seite. Dabei ist es gar nicht so leicht, Hilfe anzunehmen. Man möchte ja niemandem zur Last fallen. Jeder hat doch schon genug eigene Probleme. Gerade wenn es darum geht, jemanden um etwas zu bitten. Aber auch wenn man freiwillig Hilfe angeboten bekommt, steht dem oft ein falscher Stolz entgegen. Ich schaffe das schon alleine!

„Do ut des.", „Ich gebe, damit du gibst.", lautet eine lateinische Rechtsformel, die ursprünglich das Verhältnis zwischen den Römern und ihren Göttern beschrieben hat. Heute vergiftet sie Freundschaften. Natürlich ist es leichter, etwas anzunehmen, wenn man vorher selbst etwas gegeben hat. Mir geht es da nicht anders. Aber was echte Freundschaft auszeichnet, ist doch auch ein gewisses Maß an Selbstlosigkeit. Und wenn man für einen Freund etwas getan hat, das diesem wirklich geholfen hat, erfüllt es einen doch auch mit einer Genugtuung und Freude, die in der Regel den Aufwand wert war. Trotz allem muss es auch gelernt sein, Unterstützung anzunehmen, zumindest wenn man kein Schmarotzer ist, der die Hilfe anderer als selbstverständlich ansieht.

Chemos – 07/2009-12/2009

Zu Beginn dieser Phase war ich doch sehr stark auf Hilfe angewiesen. Ich war noch immer sehr schwach und meine Frau bestand eine ganze Zeit darauf, dass ich auch im Haus, wenn ich zum Beispiel nachts auf die Toilette musste, den Rollstuhl bemühte, was mich davor bewahren sollte, im Halbschlaf zu stürzen. Auch wenn ich in den Keller wollte, wo unser Schlafzimmer liegt, durfte ich zunächst nicht die Treppe nehmen, sondern musste mich mit dem Rolli außen herum durch den Garten schieben lassen. Damit ich am Familienleben teilnehmen konnte, wurde mir im Wohnzimmer ein Bett eingerichtet. Erst mit der Zeit kam ich buchstäblich wieder auf die Beine.

Die ersten drei Monate bekam ich ambulante Chemotherapie. Dazu musste ich regelmäßig in die onkologische Poliklinik fahren, bekam dort meine Infusion und gegebenenfalls Blutkonserven und konnte dann wieder nach Hause. Der Begriff „Poliklinik" kommt vom griechischen Wort „pólis", was „Stadt" bedeutet und steht eigentlich für „Stadtkrankenhaus", bezeichnet in unserem Sprachgebrauch aber Krankenhausabteilungen zur ambulanten Behandlung von Patienten. Die onkologische Tagesklinik ist eine sehr angenehme, freundliche Abteilung der Poliklinik für Innere Medizin. Man kann zwischen einer Art Liegestuhl und Bett wählen, bekommt mittags zu essen (Obst, Suppen, Brote) und zu trinken und immer eine sehr nette Betreuung. Ich bekam in dieser Zeit drei Kurse Dexamethason/Bortezomib (Ein „Kurs" besteht aus einer bestimmten Anzahl von Wochen, in denen man nach einem festgelegten Plan die Medikamente verabreicht bekommt.) und bis auf einen etwas eingeschränkten Geschmackssinn zum Glück keine Nebenwirkungen. Das Bortezomib verabreichte man mir jeweils an festgelegten Tagen in der Klinik, während ich das Dexamethason in Tablettenform zuhause einnahm.

Leider war der Erfolg der drei Kurse nicht ganz überzeugend. Es kam zwar zu einer leichten Remission der Lebertumore, aber nicht in gewünschtem Umfang. Deswegen entschied man sich für eine Stammzellsammlung für eine spätere Autologe Stammzelltransplantation (auch als Knochenmarkstransplantation bezeichnet). Die Sammlung sollte zu diesem Zeitpunkt stattfinden, da durch das Implantat und die Bestrahlungen mein Knochenmark ohnehin beeinträchtigt war und durch weitere Chemotherapien nur noch schlechtere Aussichten auf eine ausreichende Sammlung bestehen würden. Die Sammlung selbst konnte nur stationär durchgeführt werden. Also mal wieder ab ins Krankenhaus. Die sogenannte „CyclophosphamidMobilisierung", also die Anregung der Stammzellen zur Vermehrung und ihre Ausschüttung ins Blut, erfolgte im September.

Erst führte man eine Chemotherapie durch, um möglichst wenig Plasmozytomzellen in der Sammlung zu haben. Anschließend wurde mit Hilfe eines Medikamentes (*Granocyte*, vgl. Kapitel Allo) dafür gesorgt, dass Stammzellen aus dem Knochenmark in

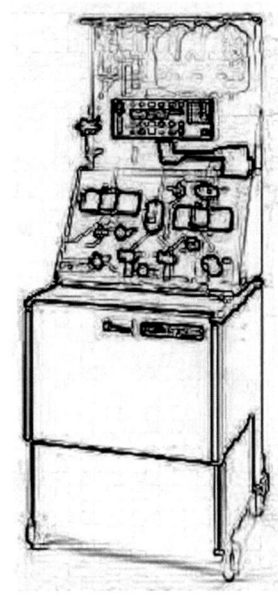

das Blut geschwemmt wurden. Um die Stammzellen sammeln zu können, wurde ein zentraler Venenkatheder in die Leistenvene gelegt. Für die eigentliche Blutstammzellapharese musste ich mich dann an drei Tagen hintereinander an eine Maschine anschließen lassen, an der man jeweils etwa vier Stunden völlig still liegen musste. Dabei wurde das Blut durch einen Schlauch in das Gerät geleitet, dort zentrifugiert und die nicht benötigten Anteile über einen anderen Schlauch wieder in den Körper zurückgegeben. Das Interessante dabei war, dass die richtige Fraktion (von lat. „fractio"=„Bruchteil", bezeichnet eine Untergruppe von Substanzen in einem Gemenge) nicht technisch erkannt wurde, son-

Aphareseapparat

dern von einer sehr fähigen und erfahrenen Schwester optisch, das heißt an der Farbe der Zellfraktion erkannt und eingestellt wurde. Der einmal vorbeikommende Oberarzt regelte zwar auch schon mal etwas an der Einstellung, aber nicht unbedingt zum Positiven. Als er gegangen war, hat die Schwester das schnellstens wieder in Ordnung gebracht. Leider war die Ausbeute, wie erwartet, nicht besonders gut. Es reichte gerade für eine Autologe Stammzelltransplantation und so wurden die bräunlichen Beutelchen erst einmal eingefroren. Während der drei Tage Sammlung, musste der Katheder natürlich drinnen bleiben und ich durfte in der Zeit das Bett nicht verlassen. Zum Glück konnte ich mir mein großes Geschäft so lange verkneifen, denn es ist wirklich nicht besonders schön, dieses in eine Bettpfanne zu machen und sich dann noch von der Schwester abputzen zu lassen. Aber auch das sollte mir etwa ein Jahr später noch bevorstehen!

Nach der Stammzellsammlung durfte ich erst einmal für längere Zeit nachhause. Im Oktober ging es dann mit den Chemotherapien weiter. Ich bekam den ersten Kurs RAD (*Revlemid/ Adriamycin/ Dexamethason*), allerdings ambulant (von lat. „ambulare", was soviel wie „spazieren gehen" bedeutet, also nicht stationär). *Revlemid*, mit dem Wirkstoff Thalidomid (α-Phthalimidoglutarimid), der in den 1960er Jahren unter dem Namen Contergan bekannt wurde, wurde nach seinem Verbot wegen der bekannten Missbildungen bei Kindern, deren Mütter während der Schwangerschaft dieses Schlafmittel eingenommen hatten, später für einige seltene Krankheiten wieder als Arzneimittel zugelassen. Darunter für das Multiple Myelom. Allerdings erfolgt die Verabreichung unter strengsten Auflagen, was die Verhütung (Pille und zusätzlich Kondom), die Dokumentation (Revlemid-Pass, Belehrungen mit Unterschrift, etc.) und Verabreichung (genau abgezählt aus der Apotheke, nur gegen Spezialrezept, persönliche Aushändigung) anbelangte. *Adriamycin* ist ein Zytostatikum, also ein Stoff, der die Vermehrung von Zellen stoppt, welches sich in die DNA einlagert und so deren Funktion beeinträchtigt. *Dexamethason* (9-Fluor-16α-methylprednisolon) ist ein künstliches Glukokortikoid, welches entzündungshemmend wirkt. Es ist etwa 30mal stärker als die entsprechenden körpereigenen Stoffe. Es wirkt leicht aufputschend, so dass ich das „Schlafmittel" *Revlemid* (ehemals Contergan) immer am Abend und das „Dexa" jeweils morgens eingenommen habe.

Diese Chemotherapie habe ich ganz gut vertragen. Ein bisschen Müdigkeit und ein gestörtes Geschmacksempfinden, aber sonst war eigentlich alles in Ordnung. So ein Kurs RAD dauerte insgesamt vier Wochen. 21 Tage Einnahme der Medikamente und eine Woche Pause. Der Erfolg war eine Regredienz, das heißt ein

Rückgang der Lebertumore, jedoch hat sich auch gleichzeitig noch ein neuer gebildet.

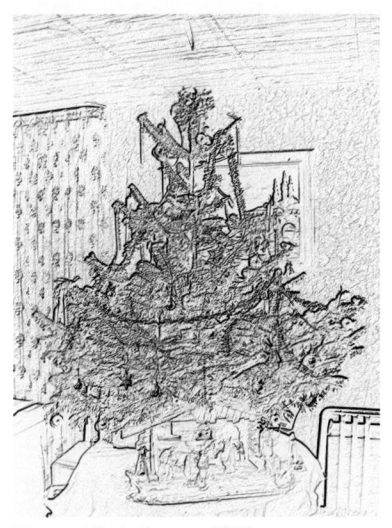

Unser Christbaum 2009

Im November folgte dann der zweite Kurs RAD. Es war schön, Weihnachten wieder einmal zuhause zu verbringen und das genoss nicht nur ich, sondern vor allem mein Sohn und meine Frau waren darüber sehr froh. Die traditionelle Fahrt zur Großfamilie nach Franken mussten wir leider absagen, nun ja... so gut ging es mir noch nicht. Und nach den Feiertagen kam dann der nächste Rückschlag. Die Leberherde nahmen sowohl an Anzahl als auch an Größe wieder zu. Nun war eine Hochdosischemotherapie mit folgender autologer Knochenmarkstransplantation, also mit den eigenen Stammzellen, unumgänglich. Die Hochdosis-Chemotherapie sollte die Myelomzellen weitestgehend abtöten, jedoch zerstört sie auch das Knochenmark. Aber das konnte ja mit den gesammelten Stammzellen wieder aufgebaut werden. So der Plan. Nun musste nur noch ein Bett auf der KMT-Station frei werden. Das sollte Anfang Januar der Fall sein.

„Wie schaffst du das?"

Das ist eine Frage, die ich vor allem von Außenstehenden immer wieder gestellt bekomme. „Es ist ganz einfach und es kann jeder, wenn er sich an mein Rezept hält, ..." – würde ich jetzt gerne antworten. Vielleicht hast du dir diese Antwort auch gewünscht? Aber leider habe ich kein Patentrezept. Ich fürchte jeder Mensch, der in eine ähnliche Situation kommt, jeder Angehörige und Freund eines solchen Menschen muss seinen eigenen Weg finden, um damit fertig zu werden und sie zu verarbeiten. Das ist komplexer, als man auf den ersten Blick annehmen sollte. Ich kann ja mal versuchen - im Rahmen einer kleinen Selbstanalyse - soweit man das selbst überhaupt erfassen kann, meinen Weg aufzuzeigen und mit dem zu vergleichen, was ich als Bewältigungsstrategien in meiner Umgebung so wahrnehme.

Die erste Unterscheidung ist wohl, wie man mit der Krankheit oder der Aussicht auf seinen möglichen Tod umgeht.

Im Verlauf eines MM kann es zu den verschiedensten Symptomen, Folgeerkrankungen und Komplikationen kommen. Ich glaube, dass ich da im Laufe der Zeit einiges abgegriffen habe. Aber es hätte bestimmt auch noch schlimmer kommen können. Da sind wir schon bei der ersten Facette einer möglichen Verarbeitung. Nicht nur nach oben orientieren „Wie hätte es besser laufen können?", sondern erkennen, dass es auch noch schlechter hätte laufen können. Und das ist der Punkt, an dem man den Blick optimistisch in die Zukunft richten sollte. „Ab jetzt wird alles besser werden!" Das ist nicht immer leicht. Je mehr Rückschläge man erlebt hat, je öfter der Optimismus enttäuscht wurde, desto schwieriger wird es, ihn aufrecht zu erhalten. Aber eine positive Lebenseinstellung und die Betonung liegt hier eindeutig auf dem Wort „Leben", ist in meinen Augen und auch bei den meisten Fachleuten eine Grundvoraussetzung, um die Krankheit in den Griff zu bekommen.

Alle, die sich mit dem Multiplen Myelom auseinandersetzen mussten oder aus Interesse wollten, stießen unabwendbar auf irgendwelche Statistiken. Seien es durchschnittlich Lebenserwartungen (zwei bis zehn Jahre!???) oder Mortalitäten (von lat. „mortalitas" „Sterben"), seien es Wahrscheinlichkeiten für eine Heilung bei den unterschiedlichen Therapiemöglichkeiten (meist deutlich unter 10%) oder seien es Auswertungen diverser Studien über verschiedene Therapien, abhängig von Alter, Geschlecht, Medikationen und so weiter und so weiter. Und nun steht man da und möchte daraus Schlüsse für seine Zukunft ziehen. Kurz gesagt, man kann es nicht! Die eigene Zukunft ist so individuell wie man selbst und wie der eigene Krebs. Das Einzige, was man tun kann, ist Wahrscheinlichkeiten abzuleiten. Und hier trifft das alte Sprichwort: „Trau keiner Statistik, die du nicht selbst gefälscht hast!". Zu viele Parameter fließen in solch eine Statistik ein. Art des MM, Stadium zum Zeitpunkt der Diagnose, Art und Ablauf der Therapie, Alter des Patienten, Allgemeinzustand und Vorerkrankungen, Reaktion der inneren Organe auf das MM und die Therapien, Allgemeine Reaktionen auf Bestrahlung und Chemotherapien, Komplikationen bei operativen Eingriffen und viele weitere Faktoren. All das müsste berücksichtigt oder noch viel schwieriger, nein unmöglich, vorhergesehen werden, um sagen zu können: „Ich habe noch zwei, vier, zehn, fünfzehn oder mehr Jahre mit mäßiger, guter oder hervorragender Lebensqualität vor mir." Trotzdem versucht man es! Und hier sind wir wieder beim schon erwähnten Optimismus.

Wie hältst du das, lieber Leser? Beim berühmten „Halb vollen Glas" ist es ja noch einfach. Der Optimist sagt „Halb voll!" und der Pessimist „Halb leer!". Klare Unterscheidung! Aber was ist, wenn das Glas nur noch zu einem Viertel gefüllt ist? Oder wenn sich nur noch 10% Inhalt im Glas befinden? Hier werden sich die meisten wohl eher für die pessimistische Variante entscheiden und primär die Luft sehen, die ja tatsächlich den meisten Raum des Glases füllt. Das ist bei Mineralwasser oder

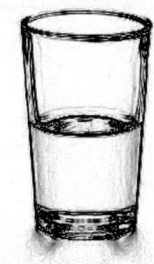
„Halb leer"?

Limonade auch nicht anders zu erwarten. Was ist aber, wenn der Rest im Glas ein hervorragender Weinbrand ist oder ein Château Latour (1961)? Ist man dann nicht eher dazu geneigt, es mit dem Optimisten zu halten und froh zu sein, überhaupt noch etwas von dem feinen Tröpfchen zu haben? Und wenn der Inhalt des Glases das verkörpert, was wohl für die meisten Menschen das wichtigste ist, nämlich das eigene Leben selbst? Dann ist man plötzlich gerne bereit, selbst die kleinste Chance, die man hat, am Schopf zu packen und sich an jeden Strohhalm zu klammern, wie man so schön sagt. Wenn es um die Wurst geht, fällt es einem gar nicht mehr so schwer optimistisch zu denken. Dann überlegt man sich, dass ja irgendwer zu den paar Prozent gehört haben muss, die tatsächlich geheilt wurden und dass so und so viele schon seit über zehn Jahren gut leben, denen man den baldigen Tod vorhergesagt hat. Und warum sollte man nicht selber auch dazu gehören? Wegen irgendeiner dämlichen Statistik? Wer weiß schon, wie alt die alle waren? Wer weiß schon, ob die wirklich alle an den Folgen des Myeloms gestorben sind oder nur zufällig während der Erkrankung? Ich weiß, jetzt wird es unrealistisch und sehr subjektiv, aber all das hilft, um mit den paar Prozent Chance, die man sich für sich selbst ausrechnet, zufrieden zu sein. Genau das ist das Ziel: Die Krankheit akzeptieren und trotzdem nicht daran kaputt zu gehen. Zumindest nicht früher als unbedingt nötig.

Meine Frau sagt immer, ich würde „Vogel-Strauß-Politik" betreiben und nur den Kopf in den Sand stecken. Ich würde mich der Realität nicht stellen und nicht wahrhaben wollen, wie es um mich steht. Wer kann denn schon sagen, wie es wirklich um einen steht? Außerdem - was würde mir das nützen? Vielleicht würde ich mich mit erneuten Rückschlägen schneller abfinden, wenn ich dauernd damit rechnen würde. Aber wenn ich mir dauernd vor Augen führe, was alles schief gehen könnte und da gibt es eine Menge, dann weiß ich nicht, ob ich nicht irgendwann trübsinnig werden würde. Da behalte ich lieber meinen Optimismus und klammere mich an meine Strohhalme.

Den eigenen Tod zu akzeptieren ist einfacher, als man denkt. Schließlich muss das jeder Mensch irgendwann. Das ist bei einem Kranken nicht anders als bei einem Gesunden. Der Gesunde hat allerdings keine Anhaltspunkte, wann ihm der Ziegelstein auf den Kopf fallen wird! Das ist eigentlich der Vorteil, den der Kranke hat, er kann sich darauf vorbereiten. Solange man mit seinem Leben zufrieden ist, ist das auch kein Problem. „Lebe jeden Tag so, als ob es dein letzter wäre!", wie man so schön sagt. Das soll aber nicht heißen: „Party bis zum Abwinken!", denn das ist nicht die Erfüllung. Man muss mit sich selbst zufrieden sein, mit dem, was man an diesem Tag getan hat und diese Zufriedenheit ist sehr individuell, je nach den eigenen Ansprüchen. Und dann kann jeder Tag gerne dein letzter sein. Egal was danach kommt.

Sollte der Tod das absolute Ende, das Nichts sein, dann hast du sowieso nicht mehr die Gelegenheit dich darüber zu ärgern. Und sollte der Tod der Übergang in eine andere Existenz sein, egal ob im Jenseits oder als Reinkarnation, dann sollten wir doch gespannt sein, was uns dort erwartet. Den schwarzen Peter haben die Angehörigen gezogen, denn sie müssen mit dem Verlust weiterleben. Wir erleben das gerade life bei einem guten Freund in unserem Alter, dessen Frau eben an Krebs gestorben ist und der nun mit zwei Söhnen, der jüngere ist gerade 16 Monate, der andere 16 Jahre alt, sein Leben neu ausrichten muss, während sie um ihre geliebte Frau und Mutter trauern. Er ist auch ein gläubiger Mensch, der aber in dieser Extremsituation mit Gottes Plan zu hadern beginnt. Trotzdem ist auch der Glaube eine Quelle der Kraft, wenn er mit Vertrauen verbunden ist.

> Und reichst du uns den schweren Kelch, den bittern
> des Leids, gefüllt bis an den höchsten Rand,
> so nehmen wir ihn dankbar ohne Zittern
> aus deiner guten und geliebten Hand.
>
> *Dietrich Bonhoeffer*

Das ist eine Strophe aus meinem Lieblingsgedicht „Von Guten Mächten …" und verkörpert genau das, was ich ausdrücken will. Wir können nicht wissen und erfassen, wie Gottes Plan für uns ist, aber wir können darauf vertrauen, dass er einen Sinn hat.

Wenn du nicht an Gott glaubst, dann vielleicht an das Schicksal. Man sagt, es sei uns vorbestimmt - zumindest im Großen und Ganzen. Und wenn es dir bestimmt ist zu sterben oder jemanden zu verlieren, dann nutzt alles Zetern und Hadern nichts. Dann wird es so kommen. Wie Doris Day schon gesungen hat: "Que sera, sera. Whatever will be, will be. The future's not ours to see.

Que sera, sera." Und es bleibt dir nur übrig, dich damit zu arrangieren.

Und dann gibt es da noch eine Möglichkeit, sich in gewissem Sinne vom eigenen Schicksal abzulenken. Nämlich sich mit dem Schicksal der Angehörigen und Freunde auseinanderzusetzen. Wie schon gesagt, sie haben eigentlich den schwereren Part, auch weil sie nicht fühlen können, sondern nur mitfühlen. Das kann viel, viel mehr wehtun. Dann kannst du es dir als Kranker zur Aufgabe machen, ihnen zu vermitteln, wie es wirklich um dich steht und sie nicht in wilde Phantasien geraten lassen. Stark sein für andere hilft manchmal auch stark zu sein für sich selber.

Während ich über meine Psyche weitgehend Bescheid weiß, kann ich bei anderen natürlich nur aus zweiter Hand berichten. Man kann nun mal nicht in die Menschen hineinschauen und viele wollen nach außen nicht zeigen, wie sie sich innerlich fühlen oder können es einfach nicht zeigen. Oder sie wollen es einem leichter machen, indem sie unabhängig von ihrer eigentlichen Einstellung Zweckoptimismus verbreiten. Manchmal kann ich dann kaum unterscheiden, ob sie mich aufbauen wollen oder ob sie nur ignorant sind. Aber ich denke, der „Gute Wille" zählt. Andere sind einfach nur erschüttert. Bei ihnen ist es am leichtesten damit umzugehen, man muss nicht groß überlegen, sondern man kann sie fast trösten. Am schwersten ist es bei den wirklichen Pessimisten. So, wie es einem die pessimistische Einstellung eines anderen schwer machen kann, den eigenen Optimismus nicht zu verlieren, so scheint die Demonstration von Optimismus für den Pessimisten nicht weniger schwierig zu sein. Jedenfalls lässt sich der eingefleischte Pessimist nicht so einfach umstimmen, sondern wird durch den Optimisten nur gereizt und fühlt sich missverstanden. Hier treffen Welten aufeinander. Der Pessimist kompensiert die Schwierigkeiten besser, indem er auf das Schlimmste gefasst ist und sich von positiven Entwicklungen überraschen lässt. Allerdings bin ich mir nicht sicher, ob er sich damit nicht das Leben unnötig schwer macht, weil er sich über nichts richtig freuen kann, wenn er ständig damit rechnet, dass wieder ein

Schicksalsschlag kommen könnte. Aber wahrscheinlich ist keiner freiwillig Pessimist, sondern wurde durch zu viele Schicksalsschläge im Leben dazu gemacht.

Hier sind dann Kompromisse angebracht. Ein Beispiel für die „goldene Mitte" (vgl. nächstes Unterkapitel). Dabei müssen dann aber beide bereit sein Abstriche zu machen und sich am besten auf einer möglichst realistischen Ebene treffen. Das ist nicht einfach, denn jeder hat ja seine subjektive Wahrnehmung der Realität. Aber vielleicht ist diese Kombination von Optimismus und Pessimismus ja gar nicht so schlecht, um sowohl den Optimisten als auch den Pessimisten auf den Boden der Realität zurückzuholen. Meine Frau und ich sind so ein Paar. Das ist nicht immer leicht und wir haben immer wieder sehr schwierige Diskussionen über immer wieder die gleichen Themen, aber zum Glück basiert unsere Ehe auf einer sehr tiefen Liebe. Andererseits ist diese gegenseitige Liebe oft auch ein Grund für so manchen Disput (von lateinisch *disputatio*, zu *disputare* für "berechnen" oder "genau überlegen"). Jeder von uns möchte seine eigenen Interessen am liebsten zurückstellen, um für den anderen da zu sein, auch wenn er sich selbst damit schadet, aber genau das möchte der andere natürlich nicht zulassen. Ein echtes Dilemma oder zu gut deutsch eine Zwickmühle, aus der man kaum herauskommt. Auch hier sind wieder Kompromisse gefragt, das heißt, dass beide akzeptieren müssen, dass der andere sich bis zu einem gewissen Maß aufopfert, was aber unter keinen Umständen existenzielle Ausmaße annehmen darf, denn dann hat keiner etwas davon.

Autologe KMT – 01/2010

Auf der KMT-Station (Knochenmarkstransplantations-Station) ist alles anders. Zunächst kommt man in Straßenkleidung erst gar nicht hinein. Egal ob Arzt, Pflegepersonal, Physiotherapeut, Patient oder Besucher (wenn gestattet) - alle müssen sich dort in einer Schleuse bis auf die Unterwäsche entkleiden und hübsche, grüne Krankenhauskleidung anziehen. Anschließend Hände desinfizieren und, falls keine anderen Schuhe zur Verfügung stehen, Plastiküberzüge über die Straßenschuhe ziehen. Die gesamte Station wird nämlich so keimarm wie möglich gehalten.

Vor jedem einzelnen Zimmer ist dann nochmals ein Vorraum, eine Schleuse, wo die nicht sterilen Gegenstände des Patienten, die Kleidung und alle nötigen medizinischen Materialien aufbewahrt werden. Bei entsprechender Isolierungsstufe des Patienten werden hier auch Mundschutz und Handschuhe angezogen, so dass ins Patientenzimmer so wenig Erreger wie möglich gelangen. Sogar die Klimaanlage sorgt dafür, dass die Luft immer *aus* dem Zimmer und nie *in* das Zimmer strömt. Alles was hineinkommt, egal ob eigene Gegenstände oder Getränkeflaschen, wird unter Isolation in diesem Vorraum desinfiziert, wenn es nicht schon vorher dampfsterilisiert und steril verpackt wurde.

Auch das Pflegepersonal ist anders, zumindest kam es mir so vor. Es ist freundlicher und nimmt sich mehr Zeit für die Patienten. Das ist aber auch wichtig, denn man liegt ja sozusagen in Einzelhaft, darf ab einem gewissen Zeitpunkt das Zimmer nicht mehr verlassen und nur zwei Personen benennen, die einen – und das nicht am gleichen Tag – besuchen dürfen. Man ist also ziemlich abgeschnitten von der Außenwelt. Alles, um möglichst wenig Keime im Zimmer zu haben, die sich in der aplastischen Phase, also der Phase ohne funktionsfähiges Immunsystem, im Körper breit machen könnten. Und da ist es wirklich schön, wenn das Pflegepersonal sich auch einmal Zeit für ein kleines Pläuschchen nehmen kann.

Etwas über eine Woche vor der eigentlichen Transplantation ging es los. Zuerst musste ich lernen, worauf ich alles achten sollte. Nach der Blutabnahme werden am Morgen erst einmal vom Patienten selbst die Vitalwerte gemessen - das heißt mit Hilfe eines entsprechenden Monitors und Zubehörs werden der Puls, die Sauerstoffsättigung im Blut und der Blutdruck bestimmt. Weiterhin die Temperatur (Ich habe im Laufe der Zeit zwei Thermometer zerbrochen, weil ich vergaß, dass ich sie noch unter dem Arm hatte. Das Gleiche dann nochmals um 12 Uhr und um 16 Uhr. Nach den Frühwerten war Duschen angesagt. Nass machen, mit *Sanalind*, einem speziellen Reinigungsmittel einreiben, abduschen, mit Pflegebad einschäumen und schließlich wieder abduschen. Das ganze sollte mindestens zehn Minuten dauern. In der Zwischenzeit wurde das Bett neu überzogen und alles desinfiziert. Ab Therapiebeginn wurden täglich die Kleidung und die Zahnbürste gewechselt. Alles ging vorher noch einmal durch den Sterilisator, was vor allem den Zahnbürsten nicht immer gut bekam. Nach de Duschen kam dann noch ein Verbandswechsel beim Port, bzw. dem ZVK hinzu. Anschließend gab es Frühstück.

In den ersten Tagen wurden dann noch etliche Untersuchungen durchgeführt, für die ich entweder wieder durch die Schleuse musste und meine Straßenkleidung anzog oder später in Stationskleidung mit Kittel, Handschuhen, Schuhüberziehern und Mundschutz verhüllt wurde. Nur nichts einschleppen! So wurde ich dann zum Röntgen, zum CT, zur Echokardiographie, zum Lungenfunktionstest und zur Sonographie geschickt. Damit waren die ersten Tage eigentlich gut gefüllt. Bei den meisten Untersuchungen war es gut, wenn man sich etwas zu lesen mitnahm, denn es gab immer wieder längere Wartezeiten in Wartebereichen oder auf dem Gang. Aber man kennt das ja!

Kurz vor Therapiebeginn wurde dann der zentrale Venenkatheder, kurz ZVK gelegt. Diese Aktion war ziemlich unschön, da die Ärztin mindestens acht Mal stechen musste, bis sie die Vene traf. Als die Gute dann den Draht vorschieben wollte, ging das nicht so richtig. Während sie eine Kollegin rief, rutschte alles wieder heraus, so dass sie wieder ein paar Versuche brauchte, bis sie wieder in der Vene war und diesmal den ZVK legen konnte. Die Kollegin musste nur zusehen und nicht selbst Hand anlegen. Die Größe des Blutergusses, der bei dieser Aktion entstand, kann man sich ja vorstellen.

Die Hochdosischemotherapie mit Melphalan zeigte erst einmal keine direkte Wirkung, bzw. Nebenwirkungen. Danach war ein Tag Pause und dann erfolgte die Übertragung. Da meine gesam-

melten Stammzellen die letzten Monate eingefroren waren, mussten sie vorher mit einem Frostschutzmittel behandelt werden, um
diese Prozedur zu überstehen. Dieses Mittel verflüchtigt sich
beim Auftauen leider nur teilweise und so wird es zum Teil mit
verabreicht. Das verursacht dann einen unangenehmen Ge-
schmack im Mund (Zur Transplantation soll man deswegen
Bonbons lutschen.), der etliche Tage anhält. Außerdem dünstet
der Körper das Mittel im Laufe der Zeit aus, so dass das
Pflegepersonal unter dem Geruch im Zimmer zu leiden hat,
während man selbst sich einigermaßen schnell daran gewöhnt.

Mit Absinken der Blutwerte verschlechterte sich auch mein
Wohlbefinden. Ich war die ganze Zeit müde und hatte keine Lust
auf nichts. Auch der Appetit ließ deutlich nach und das Essen
schmeckte nicht mehr. Zum Glück hatte ich nur leichte Bauch-
schmerzen und Übelkeit und musste eigentlich nur einmal richtig
erbrechen. Wie zu erwarten, bekam ich dann auch noch Fieber
und mir wurden die üblichen Antibiotika verabreicht, die aber
nicht so richtig anschlagen wollten. Als dann aber am 12. Tag
nach der Transplantation meine Leukozyten wieder stiegen, ging
auch das Fieber herunter. Allerdings wollte der Entzündungs-
wert im Blut nicht vollständig zurückgehen. Erst im Nachhinein
konnte ich mir erklären, woran das lag, aber dazu später. Und

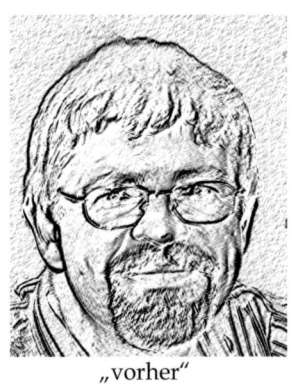

"vorher"

dann gingen mir
zum zweiten Mal
die Haare aus. Das
erste Mal war nach
der Chemotherapie
vor der Stammzell-
sammlung. Dabei
gingen erst die
Barthaare aus, erst
später die Kopfhaa-
re und die Schambe-

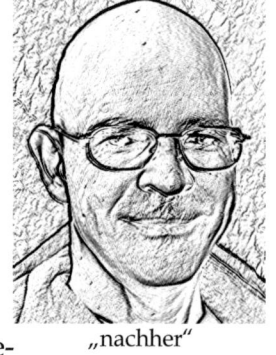

"nachher"

haarung. Etwa drei Monate später sollten sie dann in genau der
gleichen Reihenfolge wieder nachwachsen.

Zu diesem Zeitpunkt hoffte ich noch, dass auf diese Therapie eine Zeit der Ruhe folgen würde, in der ich zum Alltag zurückkehren und wieder einmal einigermaßen normal leben könnte. Ich malte mir sogar aus, dass ich in ein paar Monaten wieder arbeiten könnte. Und dann kam der Oberarzt und eröffnete mir, dass bei meiner aggressiven und progressiven Form des MM eine anschließende allogene KMT, also eine Knochenmarkstransplantation mit Fremdspenderzellen indiziert wäre. Also das gleiche Prozedere noch mal, nur noch verschärfter und mit größerem Risiko. Danach sollte es bis zu einem Jahr dauern, bis das Implantat endgültig angenommen wäre. Nachdem es mir ohnehin zu diesem Zeitpunkt noch nicht besonders gut ging, warf mich diese Aussicht in ein tiefes Loch. Mein Optimismus wurde stark in Mitleidenschaft gezogen und brauchte gut eine Woche, die meiste Zeit davon verbrachte ich schon zuhause, um sich wieder zu regenerieren. Der Klinikaufenthalt für die autologe Transplantation dauerte nur 26 Tage. Zum Glück sollte ich danach noch mindestens vier Wochen zuhause bleiben dürfen.

Etwa drei Wochen nach der Entlassung wurde eine erneute Lebersonographie durchgeführt, um einen ersten Eindruck vom Erfolg der Therapie zu bekommen. Dabei wurde eine Regredienz der Lebertumore in der Größe um 50% festgestellt. Dieses Ergebnis möchte ich mal als zufriedenstellend bezeichnen. Nicht der große Durchbruch, aber auch nicht schlecht. Es schien die Notwendigkeit der Allogenen Transplantation zu bestätigen und kurz darauf hatten meine Frau und ich ein entsprechendes Aufklärungsgespräch beim Oberarzt.

In der Spenderkartei fanden sich drei potentielle Kandidaten. Einer war schon etwas älter und einer lebte in den USA, aber der dritte war fast ideal. Bei der Gewebeübereinstimmung waren neun von zehn Allelen identisch, das zehnte unterschied sich nur dadurch, dass ich ein anderes hatte, er aber das gleiche, wie das neunte, also sozusagen eine 95%ige Übereinstimmung. Zweitwichtigster Faktor, es handelte sich um einen Mann, denn Männer spenden meist mehr Stammzellen und es gibt seltener Hautreaktionen nach der Transplantation (Warum auch immer?). Nummer drei der wichtigen Kriterien, die Blutgruppe, stimmte nicht, denn ich hatte Blutgruppe 0 und er A. Aber das ist nicht so dramatisch, so etwas kommt häufig vor. Der vierte interessante Faktor war der CMV-Wert, das heißt, ob man schon einmal mit dem Cytomegalievirus in Kontakt gekommen ist - und das waren wir beide nicht.

Der Vorteil der Allo ist, dass neben der Chemotherapie auch der Antimyelomeffekt wirkt. Das heißt, dass das neue, fremde Immunsystem die Myelomzellen, die ja vom alten Blut stammen, erkennt und bekämpft. Das ist eben der Widerspruch. Einerseits möchte man, dass das neue Immunsystem möglichst gut übereinstimmt und dadurch möglichst wenig Unverträglichkeiten entstehen, auf der anderen Seite soll es aber so unterschiedlich sein, dass es die Krebszellen als fremd erkennt. Leider ist man in der Forschung noch nicht so weit, dass man die entsprechenden genetischen Merkmale kennt und gezielt danach auswählen könnte. Die Risiken der allogenen Transplantation möchte ich hier nicht ausbreiten. Die erfährt jeder Betroffene früh genug und den anderen gönne ich die Sensationslust nicht. Wenn es dich trotzdem interessiert, dann schau doch mal ins Internet.

Aus Termingründen wurde die Allo erst für den April geplant, so dass der Spender nach Ostern mit seiner Vorbereitung beginnen konnte und nicht über die Feiertage belastet wurde. Damit die Tumormasse in der Zwischenzeit nicht wieder steige, nahm ich noch mal für drei Wochen *Revlemid* und *Dexamethason*.

Leider konnte ich die neun Wochen nicht vollständig zuhause genießen. Denn plötzlich fing eine der alten Narben von der Becken-OP an sich zu schälen und bekam eine seltsame, flüssigkeitsgefüllte Blase. Der Hausarzt konnte damit nichts anfangen, also ab zu den Urhebern, den Chirurgen, die mich damals operiert hatten. Die setzten auch sofort eine erneute OP an, schnitten das betroffene Areal aus und spülten den Bereich, in dem sich die Flüssigkeit angesammelt hatte. Dabei machten sie auch Abstriche und stellten fest, dass sich in meinem Implantat „koagulasenegative Staphylokokken" angesiedelt hatten, die gegen fast alle Antibiotika resistent waren. Zum Glück gab es zwei Antibiotika, die noch wirksam waren und noch größeres Glück war, dass die Erreger nicht erst während der Allogenen aufgetreten sind, denn da wäre eine OP nicht möglich gewesen und man hätte wohl nicht rechtzeitig die Erreger und die richtigen Antibiotika gefunden. Also wieder einmal Glück im Unglück! Wahrscheinlich waren es auch diese Erreger, die bei der autologen KMT mein Fieber verursacht hatten. Zumindest wurden damals keine anderen gefunden. Dieses Intermezzo kostete mich eine der so wichtigen Wochen zuhause.

Die goldene Mitte

Jetzt muss ich doch einmal „ganz geballt" ein paar Lebensweisheiten loswerden. Das heißt jetzt nicht, dass ich mich für weise halte und schon gar nicht, dass diese auf meinem Mist gewachsen sind. Ganz im Gegenteil! Aber ich lebe mit ihnen jetzt schon viele Jahre und finde einfach, dass sie sich bewährt haben – zumindest für mich. Und vielleicht auch für dich?

Es gibt im Leben Momente, die sich unauslöschlich einprägen. Leider sind diese nicht immer schön. Auch du wirst solche Momente kennen, die einen motivieren können oder aber an der Menschheit zweifeln lassen, je nachdem, was passiert. Ich möchte hier mit einem solchen, prägenden Moment beginnen.

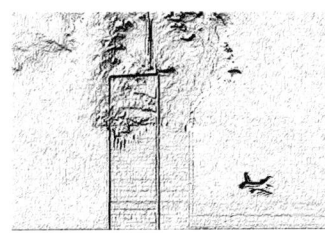

Flugzeug vor Tower

11. September 2001 – ich war gerade in der Schule, als das Unfassbare passierte. Da wir in der Schule weder Radio, noch Fernsehen haben (GEMA lässt grüßen!), verfolgten wir es im Internet, so weit das ging. Unglauben – Fassungslosigkeit – Wut – Trauer. Wie können Menschen so etwas tun? Was treibt sie so weit? Irgendwann hieß es dann, fanatische Islamisten, so genannte „Extremisten" hätten Flugzeuge entführt

65

und diese in die Twin-Towers des World Trade Center in New York gesteuert. Was kann es „Extremeres" geben als so eine Kamikaze-Aktion!

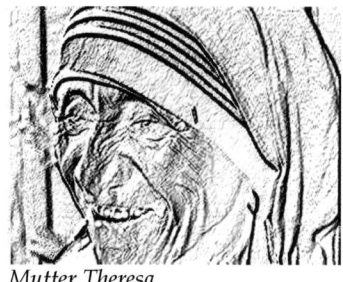
Mutter Theresa

Auf der anderen Seite ein anderes Extrem. Am 26. August 2010 wäre sie 100 Jahre alt geworden, wenn sie nicht schon 1997 in Kalkutta gestorben und mit einem Staatsbegräbnis bestattet worden wäre. 2003 wurde sie selig gesprochen. Du hast es vielleicht erraten oder gewusst, die Rede ist von *Mutter Teresa*. Ein „Extrem", aber im positiven Sinn. Aus wohlhabenden Verhältnissen stammend, hatte *Mutter Teresa* sich für ein Leben als Ordensschwester entschieden. Dann vernahm sie den göttlichen Ruf alles aufzugeben und ihr Leben den ärmsten der Armen zu widmen. Und das tat sie dann bis zu ihrem Tod. So eine Selbstlosigkeit sollte einen auch einmal nachdenklich stimmen.

In der Politik hingegen hört man meist nur von negativen „Extremen". Sowohl Rechts- als auch Linksextremisten fallen nicht nur durch ihre Ansichten, sondern auch immer wieder durch gewalttätige Übergriffe auf.

„Extremes" Klima ist nur für angepasste Spezies (Arten) auf Dauer erträglich. Der Mensch hätte ohne seine Technik da kaum eine Überlebenschance, da er biologisch eben nicht spezialisiert ist. Hier spielt die „kulturelle Evolution" eine überragende Bedeutung, die beim Menschen besonders ausgeprägt ist. Sie führte dazu, dass er Hilfsmittel einsetzen kannm, um in fast jeder Umgebung zu überleben. „Extrem"-Sportarten, wie Freeclimbing, Bungee-Springen, Fallschirmspringen und ähnliche, führen Menschen kurzzeitig an ihre Grenzen. Nicht jeder braucht diesen Kick.

Worauf ich hinaus will? Eigentlich steht es schon in der Überschrift zu diesem Kapitel. Nur in wenigen Fällen führen Extreme zu etwas Gutem. Für das tägliche Leben sind sie eher ungeeignet. Was einem hier weiterhilft, ist meist die „goldene Mitte". Ich meine jetzt nicht Mittelmäßigkeit, das ist etwas ganz anderes! Natürlich sollte man immer sein Bestes geben. Also keine Mittelmäßigkeit, sondern eher das „Mittelmaß". Wenn es aber um Entscheidungen geht, wird man mit einem Mittelweg den meisten Anforderungen gerecht. Wird so eine Entscheidung innerhalb einer Gruppe gefällt, findet sich der Mittelweg meist in Form eines Kompromisses, sofern unterschiedliche Interessensgruppen beteiligt sind. Der Begriff „Kompromiss" kommt übrigens (natürlich wieder einmal) aus dem Lateinischen und bedeutet so viel wie „gemeinsames Versprechen". Im römischen Rechtssystem versprachen sich zwei streitende Parteien, den Schiedsspruch eines Dritten zu akzeptieren und hinterlegten dafür eine Kaution, die verfiel, sollten sie sich nicht an den Schiedsspruch halten. So ein Mittelweg bedeutet nicht, dass man rückgratlos ist und seine Position nicht durchsetzen kann oder dass man es jedem recht machen möchte. Die Mitte muss ja auch nicht immer das arithmetische Mittel, also der Durchschnittswert sein. Natürlich sind immer Schwerpunkte möglich und wichtig, aber eben keine „Extreme"!

„Quidquid agis prudenter agas et respice finem!" Dieser Satz stammt ursprünglich aus einer Fabel des griechischen Dichters Äsop (Um 600 vor Christus) und wurde später ins Lateinische übertragen. Es ist einer meiner Leitsprüche und bedeutet so viel wie: „Was immer du tust, tue es klug und bedenke das Ende!". Was hätte in der Weltgeschichte alles vermieden werden können, wenn man diesen Spruch berücksichtigt hätte. Aber auch für das tägliche Leben ist er mehr als hilfreich. Eigentlich eine Selbstverständlichkeit. Aber wie oft handelt man gedankenlos? „Ich hab mir nichts dabei gedacht!", eine der häufigsten Ausreden für Missgeschicke. Man kann üben, die Folgen seines Handelns vorherzusehen, man muss nur immer bewusst handeln.

Manchmal bin ich mir schon selber unheimlich. Ein kleines Beispiel: Nach meiner Becken-OP, als ich noch nicht wieder so richtig zu Fuß war, fuhren wir auf die „Rabeninsel", ein von zwei Armen der Saale umgebenes Landstück, auf dem der schon erwähnte Hundeplatz und die Züchter eines unserer Jack Russell Terrier, mittlerweile sehr gute Freunde, angesiedelt sind. Trotz meiner Gehbehinderung beschloss ich einen kleinen Spaziergang zu machen. Dabei traf ich auf einen Bekannten, der auf einem Stapel von Baumstämmen stand und mit der Kettensäge brennholzgerechte Scheiben von den Stämmen sägte. Alles kein Problem, wenn nicht der Stamm, auf dem er gerade stand, nicht schief gewesen wäre und wie eine Balkenwaage über einem anderen gelegen hätte. Und *ein* Ende dieses Waagebalkens sägte er immer kürzer. Ich weiß nicht, was passiert wäre, hätte ich ihm nicht geraten, sich einen anderen Stand zu suchen, denn bei der nächsten Scheibe gab der Stamm sein Gleichgewicht auf und rollte vom Stapel.

Oder weniger dramatisch: Mein Sohn spielte mit seinem letzten Tischtennisball auf der Terrasse. Ich warne noch: „Pass auf, dass er nicht auf's Dach springt!" und keine zehn Sekunden später liegt der Ball in der Dachrinne. (Dazu sagt der Kinderpsychologe: Sage nie das Wort „nicht", denn es löst sich auf und es geschieht dann genau das.) Ich bin kein Hellseher, kein Held und ich bin auch nicht perfekt, aber ich glaube, dass ich ein wenig vorausschauender handle als viele und das solltest du auch mal versuchen, vor allem, wenn dir öfter einmal solche kleineren oder größeren Missgeschicke passieren! „Quidquid agis, …", aber das schrieb ich ja bereits.

Für mein nächstes Anliegen fällt mir leider kein kluger Spruch ein. Vielleicht könnte man sagen: „Der Weg ist *nicht* das Ziel." Wenn man etwas tut, sollte man es nicht tun, um es getan zu haben, sondern um das Ziel dieses Tuns zu erreichen. Das gilt für Dinge, die man von sich aus tut, aber vor allem für solche, die man aufgetragen bekommt. Lieber gleich richtig, als nachbessern zu müssen oder etwas unvollständig zu hinterlassen. Wenn meine Schüler in der Klasse Ordnungsdienst machen, reicht es ihnen meist, gekehrt zu haben und sie sind dann ganz erstaunt, wenn ich ihnen zeige, wie viel Dreck noch immer herumliegt und nicht nur Staub, sondern Tintenpatronen, Zettelchen, Bleistiftspitzerreste und anderes. Manchmal denke ich, dass es neben Kurzsichtigkeit, Weitsichtigkeit und Rot-Grün-Schwäche auch noch eine Dreck-Seh-Schwäche gibt, unter der vor allem Jugendliche leiden. Bei manchen verwächst sich diese mit der Zeit, andere leiden wohl ihr ganzes Leben daran. Dabei ist es doch viel besser, *wenn* man schon Zeit für etwas aufwenden muss, das man noch dazu nicht gerne macht, wenigstens das Beste daraus zu machen. Das sage ich auch meinem Sohn immer wieder: „Wenn du schon in der Schule sitzen musst, dann versuche wenigstens so viel wie möglich mitzubekommen! Dann musst du zuhause weniger lernen!" Ansonsten kann man es ja gleich sein lassen, was für viele übrigens eine willkommene Ausrede darstellt: „Ich könnte das eh nicht!" oder „Dabei wäre nichts herausgekommen!". Also keine Ausreden, ran an die Arbeit und lieber gründlich und systematisch dein Bestes geben, als schnell und schlampig arbeiten!

Na gut, ich glaube, jetzt habe ich genug „geschulmeistert" und eigentlich sollten diese „Weisheiten" auch ganz selbstverständlich sein – sind sie aber – meiner Erfahrung nach - eben nicht bei jedem.

Also wieder zurück zu meiner Krankengeschichte.

Allogene KMT – 04/2010

Die Osterferien waren für uns ein Geschenk. Mein Sohn war sichtlich happy, dass er seinen Papa nun den ganzen Tag genießen durfte. Nicht, dass es nicht hin und wieder mal zu kleinen Auseinandersetzungen gekommen wäre, aber auch das gehört ja dazu. In der Woche vor meinem Einrücken hat dann die ganze Familie noch eine fetzen Erkältung bekommen und ich natürlich auch. Nach *Revlemid* und mit Erkältung fühlte ich mich zunehmend müder. Klasse, die letzte Möglichkeit des Muskel- und Konditionsaufbaus verpasst! Stattdessen hab ich wie ein Maikäfer gepumpt, wenn ich nur einen Korb Holz die Treppe hinauf getragen habe. Aber das konnten sie ja dann in der Klinik alles richten. Hauptsache durchhalten bis nächsten Montag. Nach dem Freitagsblutbild (Leukos auf 1,3) habe ich sogar noch mal *Granocyte* gespritzt.

Was *Granocyte* ist? Der so genannte „Granulozytenkolonie stimulierender Faktor" ist ein Peptidhormon (Eiweißhormon), das unter anderem bei Entzündungen vom Körper ausgeschüttet wird und die Bildung von Granulozyten (weiße Blutkörperchen - verantwortlich für die unspezifische Abwehr von Bakterien, Parasiten und Pilzen) anregt. Es wird entweder aus Säugerzellen (*Lenograstim, Granocyte*®) oder aus dem Bakterium E. coli (*Filgrastim, Neupogen*®) hergestellt und bewirkt auch, dass sich Stammzellen aus dem Knochenmark lösen und ins periphere Blut gelangen, weswegen ich es auch schon zuvor zur Stammzellen-Eigenspende bekommen hatte.

Je näher der Abschied jedoch rückte, desto gedrückter wurde die Stimmung. Sollte die Trennung doch wieder für ziemlich lange Zeit sein. Eigentlich ist es schon komisch, wie der Mensch sich sein Leben selbst schwer macht. Statt die Tage bis zuletzt zu genießen und sich über jeden Tag zu freuen, überschattet die ungewisse Zukunft das Leben. Weißt du, was ich meine? „Angst essen Seele auf", so ein Melodrama von Rainer Werner Fassbinder. Es endet übrigens auch an einem Krankenbett. Oder mein Vater, der immer nur angeschlagene Äpfel aß. Wir lagerten unsere Apfelernte, immerhin von vier Obstbäumchen, im Keller in einer Stellage. Natürlich bekamen die meisten Äpfel beim Ernten Druckstellen. Wir waren ja keine Profis. Jedenfalls entwickelten sich aus den Druckstellen große, braune Flecken. Im Extremfall noch mit ein paar Pilzkolonien darauf. Diese Äpfel mussten natürlich zuerst gegessen werden, bevor sie völlig ungenießbar wurden.

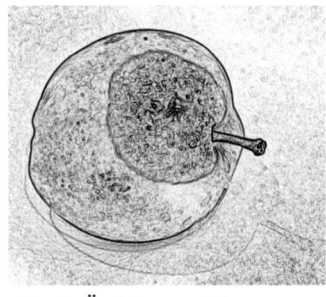

„Faule Äpfel zuerst!"

Also großzügig ausschneiden und runter damit. Das Problem war nur, bis diese faulen Äpfel vertilgt waren, hatten die nächsten schon die großen, braunen Flecken mit.... Mein Vater ging immer mit gutem Beispiel voran, wir anderen haben uns auch schon mal einen richtig schönen Apfel gegönnt. „Carpe diem", wie schon der römische Dichter Horaz 23 v. Chr. in einer Ode schrieb. „Nutze den Tag"."... quam minimum credula postero.", geht das Zitat weiter. „... und glaube möglichst wenig an den nächsten." Darüber ließe sich jetzt streiten.

In der Klinik angekommen, die erste Enttäuschung. Die zehn Patientenzimmer, die es dort gab, unterschieden sich darin, dass diejenigen, welche auf der rechten Seite des Ganges lagen, ganz normale Fenster hatten, während die auf der linken Seite noch einen verglasten Gang vor dem Fenster hatten. Über diesen können Besucher, ohne die Station betreten zu müssen, mit den Patienten Sichtkontakt aufnehmen. Es gibt sogar Gegensprechanlagen, so dass man sich auch unterhalten kann. Eigentlich erinnert das etwas an die Besuchsräume in Gefängnissen oder an Terrarien im Zoo. Jedenfalls wurde aus so einem Balkonzimmer nichts, denn leider war nur ein normales Zimmer frei geworden, aber bei zehn Betten muss man froh sein, wenn man überhaupt einen Termin bekommt. Die Aufnahme war sehr herzlich. Irgendwie schaffen es die Schwestern und Pfleger dort immer wieder, ein bisschen das Gefühl von Zuhause zu vermitteln, vor allem, wenn man schon einmal auf dieser Station gelegen hat.

Gleich ab dem ersten Tag ging es mit den Voruntersuchungen und der Dekontamination los. Aber das kannte ich ja alles schon. CT, Echokardiographie, Belastungs-EKG, Sonographie des Bauchraumes. Und da kam die erste angenehme Überraschung: Es waren nur mehr drei Tumore in der Leber darstellbar und die Größe der Leber lag wieder im Normalbereich. Sollte das *Revlemid* diesmal mehr bewirkt haben, als nur den Status quo zu halten? Allerdings war da noch der Zusatz: „Bei zeitnaher Chemotherapie sind zur Zeit nur drei RF [Raumforderungen] darstellbar." Die gönnen einem auch gar keine Freude! Aber auch das CT hat die Regression bestätigt. Also keine schlechten Voraussetzungen für den Erfolg der Transplantation. Ach ja, und natürlich haben sie meine „Erys", die Erythrozyten aufgefüllt. Deswegen war ich die letzte Woche so müde, denn die waren total im Keller. Am ersten und zweiten Tag jeweils zwei EKs, Erythrozytenkonzentrate. Danach habe ich mich wirklich sofort viel besser gefühlt, weil die Sauerstoffversorgung des Körpers nun wieder besser funktionierte.

Die zweite angenehme Überraschung kam dann am dritten Tag. Es war doch noch ein Balkonzimmer frei geworden! Und weil ich „so ein lieber Mensch bin", durfte ich in dieses Zimmer umziehen. Jetzt konnte mich mein Sohn doch über den Besucherbalkon in der kommenden Zeit wenigstens einmal live sehen. Und nicht nur einmal, wie ich hoffte. Ab und zu laufen da zwar Besucher anderer Patienten vorbei, aber wenn man die Jalousien in den Doppelfenstern herunterlässt, dann wird wohl keiner stehen bleiben, die Hände gegen die Spiegelung an die Scheibe legen und glotzen. Die meisten schauen sowieso dezent beiseite.

Am nächsten Tag waren die angenehmen Überraschungen erst einmal vorbei. Zuerst waren die „Weißen" wieder im Keller, so dass von offener Pflege auf Umkehrisolation umgestellt werden musste. Das machte für mich keinen Unterschied, denn ich habe das Zimmer sowieso kaum verlassen. Und ob das Pflegepersonal mit oder ohne Mundschutz und Kittel herein kam, machte jetzt auch nicht den großen Unterschied – jedenfalls für mich. Die zweite Nachricht war tiefgreifender. Ich wurde gerade zum Belastungs-EKG abgeholt, als wir auf dem Gang an der Oberarztvisite vorbeikamen und der Arzt sagte, er wolle mich auf jeden Fall sofort sehen. Also zurück ins Zimmer und warten. Als der Oberarzt dann kam, ließ er die Katze aus dem Sack: Mein Spender wurde aus klinischen Gründen zurückgezogen! Allerdings war zwischenzeitlich ein neuer Spender in der Kartei aufgetaucht, der genetisch mit meinem völlig identisch sei. So einen Zufall gibt es eigentlich gar nicht. Aufgeschoben und nicht aufgehoben und zwar um acht Tage, bis Spender Nummer zwei freigegeben und vorbereitet war. Damit war die Glückssträhne wieder da, denn schon am nächsten Tag war mein Blutbild so gut, dass ich für eine ganze Woche nach Hause geschickt wurde. Da musste ich zwar meine vielen Antibiotika weiter nehmen und durfte auch wegen der Darmdekontamination nicht alles essen, aber ich war wieder daheim. Home sweet home!

Die größte Überraschung haben wir dabei unserem Sohn bereitet. Dem haben wir nämlich nichts verraten und plötzlich stand ich in der Türe. Das Gesicht war sehenswert! Erst war er sprachlos, dann drehte er erst einmal um und verschwand im Haus und erst später fiel er mir dann um den Hals. Damit hatte er nun bestimmt nicht gerechnet. Leider konnte es so eine Überraschung nur einmal geben.

Die Woche war wunderschön, eine geschenkte Woche sozusagen. Ich konnte meine Lieben im Arm halten. Ich konnte das schöne Wetter draußen genießen. Ich konnte in die Stadt fahren. Ich konnte mich noch mal nützlich machen und das war wichtig für mein Selbstbewusstsein. Was nicht so schön war, dass in meinem Mund Herpesviren ein kleines Frühlingsfest abhielten und Bläschen auf der Mundschleimhaut und auf der Zunge erblühten. Leider ist so etwas ziemlich schmerzhaft und verleidet einem den Genuss am Essen. Das war besonders schade, denn ich hatte in dieser Woche die Chance, mal wieder die Kochkünste meiner Frau zu genießen.

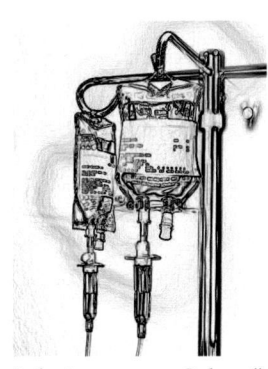

Infusionen am „Galgen"

Zurück in der Klinik, bekam ich mein altes Zimmer mit Besuchergang. Juhu! Außerdem begann sofort eine antivirale Behandlung mit Aciclovir, um dem lustigen Treiben der Herpesviren Einhalt zu gebieten. Die Wirkungsweise dieses Medikamentes ist verblüffend. Es gleicht in seiner Struktur dem Thymidin, einem Baustein der DNA, der Erbsubstanz. Wird es an Stelle des Thymidins bei der Zellteilung, oder eben dem Aufbau neuer Viren-DNA eingebaut,

73

so führt es zu einem Abbruch der DNA-Bildung und es entstehen keine neuen Viren. Das Besondere ist nun, dass für den Einbau von Aciclovir ein bestimmtes Enzym vorhanden sein muss, das jedoch nur die Viren in den infizierten Zellen bilden. Auf diese Weise wirkt das Medikament nur dort und nicht bei normalen Zellteilungen. Die zweite Maßnahme war, dass ich noch einmal eine Konserve Blut bekam, obwohl ich mich gar nicht so schlecht fühlte. Aber ich hatte mich wohl schon an den niedrigen Hämoglobingehalt meines Blutes gewöhnt.

Vier Tage später wurde mein neuer Spender freigegeben. Dabei erfuhr ich auch, dass er sogar noch besser passte, denn er hatte sogar die gleiche Blutgruppe, wie ich, bis auf den Rhesusfaktor. Nun stand der Transplantation nichts mehr im Weg. Noch ein paar Checks in der HNO (ganzer Nachmittag, fünf Stunden mit Transport und Wartezeiten, davon 15 min Untersuchung), beim Augenarzt (ein Vormittag, vier Stunden mit Transport und Wartezeit, davon 25 min Untersuchung) und Zahnarzt (restlicher Nachmittag, fünfeinhalb Stunden mit Transport und Wartezeit, davon immerhin vier Stunden Behandlung). Der Zahnarztbesuch dauerte deshalb so lange, weil sie dort auf die Idee gekommen waren, ein Inlay und eine Füllung zu entfernen und wieder durch neue Füllungen zu ersetzen. Dabei gibt es jetzt eine neue Methode, bei der der Mund mittels eines Gummituchs, ähnlich einer Luftballonhaut, abgedeckt wird, durch welches nur der zu behandelnde Zahn und seine Nachbarzähne ragen. Dadurch kann der Zahn trockener gehalten werden, was für die Behandlung von Vorteil ist. Für den Patienten ist es nicht so schön, weil er die ganze Zeit mit abgedecktem und weit geöffnetem Mund dasitzen muss. Bei mir kamen die immer noch offenen Mundwinkel dazu, denen das ewige Spannen gar nicht gefiel. Als ich dann nach neuneinhalb Stunden wieder auf meinem Zimmer war, hatte ich gerade noch Zeit für ein Telefonat und dann kam die Ärztin, diesmal eine andere, herein und sagte, dass jetzt doch noch der ZVK (Zentrale Venenkatheder am Hals) gelegt werden sollte, damit am nächsten Tag dann gleich die Chemovorbereitung starten könne. Diesmal gab es eine angenehme Überraschung! Frau Doktor traf die Halsvene beim ersten Versuch und völlig schmerzfrei. Kein Vergleich zum Schlachtfest vom letzten Mal. Ich weiß nicht, ob sie sich über mein Lob gefreut hat.

Tags darauf startete die Konditionierung mit Treosulfan, welches Methyl-Gruppen auf die DNA von Krebszellen überträgt, so dass sie nicht mehr funktionsfähig ist (Tag 1-3). Gefolgt von Fludarabin, welches zytostatisch wirkt, indem es als Nucleotidanalogon in die DNA eingebaut wird (Tag 1-5). Zuletzt verabreichte man mir ATG (Antithymocytenglobulin, Tag 3-5), welches die größten Probleme machen kann. Es ist ein Immunsuppressivum, welches aus Hasenserum gewonnen wird (ähnlich einem Schlangenserum) und Antikörper gegen menschliche Lymphozyten enthält. Leider enthält es eben auch Haseneiweiß, gegen das der Körper allergisch reagieren kann. Deshalb gibt man vorsorglich Fenestil (bekannt als Mückenstichgel), *Prädnisolon* und Ranitic, als Antihistaminica. Während die ersten beiden vor allem die Histaminproduktion, also die Reaktion des Körpers auf das Fremdeiweiß unterdrücken, hemmt das Ranitic die Magensäureproduktion, die durch die Histamine ansteigt. Da es auch häufig zu Fieber kommt, wird noch Novalgin verabreicht. Des Weiteren war ich die ganze Zeit an ein EKG angeschlossen und mein Blutdruck wurde überwacht.

Natriumhydrogencarbont für die pH-Pufferung des Urins wurde immer dann gegeben, wenn der pH-Wert im Urin unter 7,5 sank, um einer Bildung von Nierensteinen vorzubeugen, die bei saurem Urin leicht entstehen können. Außerdem bekam ich *Lasix* zur Entwässerung, was immer etwas lästig war, denn man rannte fast alle 20 Minuten auf die Toilette.

Die ersten zwei Tage merkte ich praktisch nichts von der Chemotherapie, am dritten Tag war ich etwas müde und durch das ATG stieg die Temperatur leicht an. Allerdings dank des *Novalgins* nur bis 37,8°C. Die Tage vier und fünf der Konditionierung verliefen ebenso wie der Pausentag völlig problemlos. Nur mit der schon bekannten Müdigkeit.

Und dann kam der Tag 0, der Tag der Übertragung. Ich weiß nicht, warum er mir auf den Magen schlug. Ich hatte nicht einfach keinen Appetit, sondern viel mehr schon gar keinen. Das war wohl die Aufregung, obwohl die ganze Geschichte sehr unspektakulär war. Mein Spender hatte ganze Arbeit geleistet. Er hat fast dreimal so viel gespendet, wie übertragen werden konnte. Das heißt, dass ich von dem ganzen Beutel gerade mal 80 ml bekommen habe. Der Rest wurde aufgearbeitet und eingefroren, man kann ja nie wissen, wozu das gut war. Die 80 ml liefen dann unter EKG- und Blutdrucküberwachung in mich hinein. Auch dabei traten keine Komplikationen auf. Und nun begann die Zeit des Wartens. Warten, ob sich bis zum Aufbau meines neuen Immunsystems Infektionen einstellen würden, warten, ob die neuen Stammzellen ihren Dienst aufnehmen würden, warten, ob es zu Unverträglichkeiten kommen würde und schließlich warten, ob der Antimyelomeffekt wie gewünscht auftreten würde. Und das konnte eine lange Wartezeit werden.

Die Tage eins bis drei verliefen völlig ereignislos, am vierten zeigte sich eine leichte Rötung am Bauch wie ein leichter Sonnenbrand. Ich war mir jedoch sicher, nicht zu lange in der Sonne gelegen zu haben. Für eine Spender-gegen-Wirt-Reaktion war es zu früh, also wahrscheinlich noch eine Folge des *Treosulfan*, ebenso, wie eine allgemeine Dunkelfärbung der Haut und Stellen, die wie Schwangerschaftsstreifen aussahen. Ich war wohl doch nicht auf einer Beautyfarm! Die Tage vier bis neun verliefen ebenfalls erfreulich ereignislos, abgesehen von etlichen TKs (Thrombozytenkonzentraten) und ein paar EKs (Erythrozytenkonzentraten). Am Tag zehn gab es, wie bereits am ersten Tag, *Octagam*. Dieses enthält Immunglobuline, das heißt Antikörper, welche aus menschlichem Plasma gewonnen werden. Dazu wird ein Pool von mindestens 3600 Plasmaspenden verwendet, um möglichst viele verschiedene Antikörper zu erhalten. Diese Antikörper sollen das fehlende Immunsystem zumindest teilweise ersetzen. In der Nacht zuvor bekam ich Magendrücken, vermutlich nervös bedingt, weil ab jetzt die ersten Reaktionen des neuen Knochenmarks erwartet werden konnten. Der erste Abschnitt ging in seine spannende Phase über – aber das Anspringen des Spenderknochenmarks ließ auf sich warten! Tag elf bis 14 brachten erst einmal noch mehr Zipperlein: Sodbrennen, Müdigkeit, leicht steigende Temperatur. Das Essen wurde zunehmend schwieriger, weil durch das Sodbrennen der untere Teil der Speiseröhre schmerzte, aber alles in einem erträglichen Maße. In der ganzen Zeit wuchs der Ekel gegen die vielen Tabletten, die ich regelmäßig einnehmen musste, so dass sie schließlich, bis auf wenige, auf Kurzinfusionen umgestellt wurden. Auch die Nahrungsaufnahme wurde schwieriger, aber weniger wegen der Übelkeit, sondern ebenfalls wegen eines unerklärlichen Ekelgefühls. Sch... Psyche! Dafür gab es dann als künstliche Ernährung Glucose und Fett über den Tropf.

Am Tag 15 war es dann so weit: Leukozyten 0,2! Endlich ging es los! Getrübt wurde die Freude durch einen ekeligen, stechenden Schmerz beim Husten. Und das musste ich oft, weil die Bronchien total verschleimt waren und irgendwann rasselten wie eine alte Kaffeemaschine. Dieser Schmerz wanderte im Laufe der Zeit zu den weiter oben gelegenen Rippen und dann sogar in den Rücken. Ob es sich dabei um einen eingeklemmten Nerv, gestresste Zwischenrippenmuskeln, die Rippen selber oder sonst etwas handelte, konnte mir keiner sagen. Man machte eine Röntgenaufnahme der Lunge und stellte fest, dass diese in Ordnung war. Das war die Hauptsache und alles andere war egal und konnte mit Schmerzmitteln bekämpft werden, zumindest zum Teil. Ich schlief jetzt viel, besonders gut nachmittags, wenn meine Körpertemperatur auf etwas über 38°C anstieg. Da hatte ich auch die intensivsten Träume! „Gut", kannst du jetzt sagen, „solche Träume kann man auch auf andere Weise bekommen!", aber Fieber ist wenigstens legal!

In den folgenden Tagen ging das Fieber zurück, die Schmerzen auch. Die Leukos stiegen langsam an (0,3 – 0,6 – 0,5 – 1,0 – 1,3 – 1,5 – 1,5) und ab Tag 22 waren auch die Thrombozyten selbst erhaltend, wenn auch der Wert noch nicht sehr hoch war. Am

Tag 20 „verabschiedete" sich der zweite, von den drei Schenkeln des Katheders, so dass dieser durch einen neuen ersetzt werden musste. Das ging problemlos, indem einfach durch den verbliebenen, offenen Zugang ein Führungsdraht geschoben wurde, dann der alte Katheder gezogen wurde, während der Draht in der Vene verblieb und so konnte dann über diesen Draht der neue Katheder geschoben werden und den Platz seines Vorgängers einnehmen. Dann nur noch den Draht herausziehen und den neuen Katheder annähen. Das Annähen, bzw. die örtliche Betäubung dafür waren das einzig Schmerzhafte dabei.

Die nächsten zwei Wochen verliefen wiederum ziemlich ereignislos. Kein Fieber, kein Ausschlag, kein Infekt, keine Schluckbeschwerden, aber auch kein signifikanter Anstieg der Blutwerte. Ab Tag 25 etwa bekam ich wieder mehr Tabletten, dafür weniger Infusionen. Auch die künstliche Ernährung mit Glucose und Fett wurde reduziert, damit sich der Hunger wieder einstellen konnte und ich wurde angehalten, wieder mehr zu essen. Ich gab mir auch große Mühe, das zu tun und am Tag 30 wurde die Sterilpflege aufgehoben und auf normale Umkehrisolation umgestellt. Jetzt schmeckte auch das Essen wieder besser, weil es nicht zusätzlich durch den Sterilisator musste. An den Tagen 32 und 33 waren dann die Abschlussuntersuchungen, wie Sonographie der inneren Organe, Lungenfunktionstest und Lungenröntgen und am Tag 34 sollte die Entlassung nach Hause sein.

Am Tag 33 hat mir dann die Ärztin mitgeteilt, dass ich nach den letzten Untersuchungen am Vormittag leider das Zimmer zu räumen hätte, weil sie einen Patienten hätten, der dringend aufgenommen werden müsse und kein anderes Zimmer frei sei. Also wurde ich überraschend schon am Tag 33 entlassen, mit Leukos 1,7 mmol/l, Thrombos 48 Gpt/l und einem Hämatokrit von 0,30. Außerdem bekam ich einen langen Zettel mit Verhaltensregeln und Ernährungshinweisen und eine Liste von Tabletten, genau gesagt 15 Kapseln, 7 Kautabletten und drei mal fünf Milliliter Suspension pro Tag (Antibiotika, Antimycotica, Mineralstoffe, Magenschoner und nicht zu vergessen die Immunsuppressiva), die ich täglich einzunehmen hatte. So endete dieser Abschnitt, aber nicht das Warten. Nächster Meilenstein war Tag 100 und der Abbau der Imunsuppressiva.

Diese zwei Monate gingen ohne größere GvHD (Graft-versus-Host-Disease, also Spender-gegen-Wirt-Unverträglichkeit) ab. Allerdings zeigten sich im Laufe der Zeit ein paar kleine Unannehmlichkeiten, wie eine ausgeprägte Follikulitis (Haarfollikelentzündung, sprich viele, viele Pickelchen), Gelenk- und Zahnschmerzen (evtl. nach *Zometa*-Gabe), kribbelnde und schmerzende Füße, was vor allem beim Schlafen sehr unangenehm war, immer Probleme mit dem umgelegten Muskel aus der Becken-OP, Appetitlosigkeit, zum Teil Übelkeit (aber wenigstens nicht erbrochen) und so weiter. Insgesamt war ich stets müde, teilweise sehr kurzatmig und an Aufbau war gar nicht zu denken.

Die Blutwerte waren bei der Entlassung ja sehr gut, fielen dann aber bis zum Tag 78 in den Keller (Leukos 1700, Thrombos bei 39000 und Erytrozyten 2500). An den Tagen 56, 70 und 78 bekam ich jeweils zwei Blutkonserven. Die Ärztin teilte mir dann mit, dass die Krebsmarker in meinem Blut noch nachweisbar seien. Schließlich bekam ich nur eine dosisreduzierte Form der KMT, wie ich erst jetzt erfuhr. Hätten wir das früher gewusst! Vor Allem meine Frau hätte sich dann viel weniger Sorgen machen müssen, weil das Risiko viel niedriger als bei einer „vollen" Allo ist. Wegen der noch vorhandenen Marker müsse entweder der Antimyelomeffekt wirksam werden, also der Angriff des neuen Immunsystems auf die Myelomzellen. Deswegen sollten nun so bald wie möglich die Immunsuppressiva reduziert werden. Oder man müsse über einen weiteren Kurs Chemotherapie (*Revlemid*) nachdenken. Na mal sehen, was sich in drei Wochen noch tun wird! Außerdem hatte ich noch etwas abgenommen und wog nur noch 64 kg, über 20 kg weniger, als zu meinen besten Zeiten! Irgendwann war der Punkt gekommen, wo ich mich in meinem Körper nicht mehr wohlfühlte und am liebsten ausgebrochen wäre. Ich hatte das Glück, keine Alpträume zu haben, sondern im Schlaf wieder fit und gesund durch die Gegend zu laufen. Entsprechend gerne schlief ich auch, was nicht unbedingt förderlich

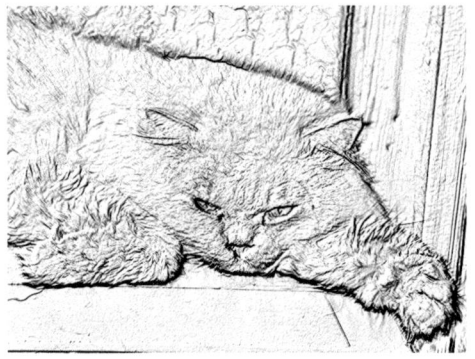

für meine Kondition war, aber wie schon gesagt, an Aufbau war da noch nicht zu denken. Auch war es ein sehr warmer Sommer, so dass ich verfrorenes Knochengerüst die Temperaturen genießen konnte, während die anderen unter der Hitze litten. Irgendetwas Gutes musste die Sache doch haben!

„Am liebsten nur noch Schlafen, wie eine Katze!"

Im Myelomforum, das vor allem meine Frau im Internet verfolgte, in dem ich aber auch las und schrieb, starben immer mehr Leidensgenossen. Aber es gab auch viele, die schon jahrelang schrieben. Solche Foren sind immer sehr zweischneidig. Sie können Mut machen, aber auch sehr herunterziehen. Zum Glück bin ich ja der optimistische Typ!

Um den Tag 90 herum war klar, dass ich noch einige Chemotherapien vor mir hatte. Die Immunsuppressiva wurden nun zügig abgesetzt, um dem Antimyelomeffekt Tür und Tor zu öffnen und um zeitnah einen *Revlemid*-Kurs starten zu können. Mittlerweile hatte sich aus den Gefühlsstörungen in den Füßen noch eine ausgeprägte PNP entwickelt, eine Polyneuropathie. Das ist eine Nervenschädigung, die so ziemlich durch alles, was ich bis dato bekommen hatte ausgelöst werden konnte (Bestrahlung, Chemos, Antibiotika, Immunsuppressiva, …). Aber auch mein Mangel an Vitamin B_{12} hätte Schuld sein können. Diese PNP äußerte sich darin, dass meine Füße, besonders die Zehen taub wurden und sich bis über die Knöchel, später bis über die Waden ein Kribbeln und Fehlempfinden ausbreitete. Ist schon komisch, wenn man im Dunkeln in keinen Schuh mehr findet und nicht spürt, ob man die Zehen bewegt oder nicht.

Familie I – meine Herkunft

Für mich das wichtigste Unterkapitel im ganzen Buch und damit so groß, dass ich es zweiteilen will!

Was wäre der Mensch ohne Familie? Ganz einfach: nicht existent, denn zumindest einen biologischen Vater und eine biologische Mutter hat jeder! Ob er sie nun kennt oder nicht. In meinem Fall kannte ich sie und wuchs auch im Schoße dieser Familie auf. Viel mehr als das, denn ich wuchs mit Geschwistern, Großeltern, Tanten, Onkeln, Cousinen, Cousins und was nicht allem auf. Bitte nicht neidisch sein, wenn es bei dir nicht so glatt lief. Dann kannst du dieses Kapitel ja überspringen!

Früher, sagen wir mal bis zur industriellen Revolution und in manchen ländlichen Gebieten bis heute, lebten die meisten Menschen in so genannten Großfamilien unter einem Dach. Eventuell Urgroßeltern, Großeltern, Eltern und Kinder (und das Vieh). Und jeder hatte seine festgelegten Aufgaben, Rechte und Pflichten. Die Großeltern waren vor allem der Wissens- und Erfahrungspool. Von ihnen konnte man alles lernen, was wichtig war. Sie waren nicht überflüssig, wie viele alte Menschen in der heutigen Zeit, sondern ein Stützpfeiler der Familie und wurden mit Respekt behandelt und gut versorgt. Sie hatten ihren eigenen Löffel, bis sie ihn abgeben mussten.

Da fällt mir ein, bei Elefanten ist die Leitkuh auch immer das älteste und erfahrenste Weibchen. Sie ist in ihrem Leben die langen Rund-Wanderwege der Elefanten am häufigsten gegangen und kennt alle Wasser- und Gefahrenstellen. Leider hat sie auch die größten Stoßzähne und ist damit am meisten gefährdet, vom Menschen, um des weißen Goldes Willen, getötet zu werden – und mit ihr das Wissen der ganzen Herde. Weil die Wanderungen ohne die Leitkuh immer gefahrvoller und kürzer werden, sterben auch viele andere Herdenmitglieder. Sie verhungern, weil die Herde dann immer früher zu ihrem Ausgangspunkt zurückkommt, noch bevor genug Gras für alle nachgewachsen ist. Ich glaube, ich schweife mal wieder ab. Aber wie die Elfenbeinjäger, wissen heute die meisten Menschen die Gaben des Alters nicht zu schätzen. Wozu denn auch, steht doch alles im Internet. Außerdem haben die Menschen heute verlernt, aus der Erfahrung anderer zu lernen.

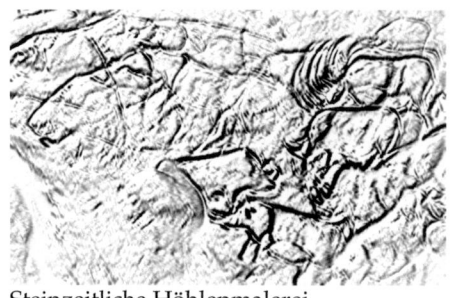

Der Vater sorgte für den Lebensunterhalt, wie in der guten alten Steinzeit, als der Cro-Magnon-Vater loszog und auf die Jagd ging. Da erschlug er dann ein Tier mit der Keule oder spießte, eventuell zusammen mit anderen, irgendein Mammut auf. Je größer sein Jagderfolg, desto satter die Familie. Nicht gerade geistig anspruchsvoll, aber überlebenswichtig. Schnell, effizient und meist ohne viel nachzudenken, so wie viele Männer eben heute auch noch sind.

Steinzeitliche Höhlenmalerei

Die Frau lernte damals schon zuhause alles am Laufen zu halten. Wahrscheinlich die schwerere Aufgabe, denn neben Organisationstalent und Wissen über Heil- und Nahrungsmittel, waren es hauptsächlich soziale Fähigkeiten, die dort gefordert wurden. Bei ihr lag die Verantwortung für die Kinder und das gute Auskommen mit den Nachbarn. Sehen wir ihr also die „Quasselstrippe" nach! Auch in der Großfamilie des Jetztmenschen, also uns, waren die Aufgaben wohl noch dieselben. Also kein Grund für eine Emanzipation, denn die Frau hatte sowieso den wichtigeren Job. Erst mit der industriellen Revolution wurden die Männerarbeiten anspruchsvoller, interessanter und für die Frauenwelt begehrenswerter. Den politischen Aspekt will ich als Biologe mal anderen überlassen.

Die Aufgabe der Kinder in der Großfamilie war „learning by doing". Zu gut deutsch: Mithelfen! So trugen sie ihren Teil zum Lebensunterhalt bei und lernten nebenbei, wie alles funktioniert, bis sie es an ihre eigenen Kinder weitergeben konnten. Heute ist für Kinder immer noch das Lernen die Hauptaufgabe, nur am liebsten ohne das „Tun"!

Die heutigen Familienstrukturen sind sowieso vielgestaltiger. Da gibt es Vater-Mutter-Kind, Vater-Kind, Mutter-Kind, Mann-Ehefrau, Vater-Kind-Tagesmutter, Mutter-Kind-Tagesmutter, Mutter-Frau-Kind, Mann-Frau-Dienstmädchen (Naja, nicht wirklich eine Familie!) und bestimmt noch viele andere. „Kind" ist natürlich immer auch durch „Kinder" zu ersetzen und diese noch aufzuteilen in „Kind(er) aus erster Ehe", „Kind(er) aus zweiter Ehe" oder „außereheliche(s) Kind(er)".

Meine Familie war da eher die mittlerweile seltene, klassische Variante. Vater, Mutter und drei Kinder, keine Scheidung, aber viele andere Verwandte. Ich will jetzt nicht mein ganzes Leben abspulen, sondern mit ein paar unvollständigen, aber mir wichtigen Spotlights aufzeigen, was meine Familie für mich so wichtig macht.

Wo habe ich meine Wurzeln? Wie weit reichen sie? Hier bietet sich das Bild des Stammbaumes an. Jeder Stammbaum ist ein Flachwurzler. Er hat mehrere Hauptwurzeln, die sich weiter verzweigen. Wenn ich als Stamm meine beiden Eltern betrachte, sind da vier Großeltern, acht Urgroßeltern und so weiter und so fort. Leider kenne ich nur einen Teil dieses Wurzelwerks, bzw. kann mich daran erinnern. Mütterlicherseits wäre da einerseits der schon zu Beginn einmal erwähnte Urgroßvater *Georg Eberl*, du erinnerst dich, der Heimatdichter. Und nicht zu vergessen, die in unserer Familie so genannte Urmutter, meine Urgroßmutter. Ich habe mir da als Kind irgendwie immer eine Art Herrscherin, eine Matriarchin vorgestellt. Interessant ist, dass zwei ihrer Urenkel später geheiratet haben, nämlich meine Schwester und mein Schwager, wodurch zwei Zweige der Familie wieder zusammen geführt wurden.

Väterlicherseits liegen die Wurzeln im Rheinland. Wir waren, als ich noch ein Kind war, ein paar Mal in Katzwinkel, wo meine Urgroßeltern *Behner* herkamen. Ich kann mich leider kaum noch erinnern, aber ich weiß noch, dass es dort einen oder zwei fahrbare Lebensmittelläden gab, in denen ich auch mal mitfahren durfte. Das kann man sich heute fast nicht mehr vorstellen, mit einem *Andi* oder *RENE* (Ich will ja keine Schleichwerbung machen) an jeder Ecke. Aber damals war das Netz der Discounter wesentlich weitmaschiger und so fuhren Onkel X oder Tante Y, wie heute die Eis- oder Bäckerwägen durch die Dörfer, nur dass es bei ihnen alles Lebensnotwendige zu kaufen gab. Und dann war da noch die Geschichte mit den Artikeln (Begleitwörter). Statt „die *Barbara*" hieß oder heißt es dort „et *Barbara*", genauso wie „et *Elli*" und „et *Fatima*". Das sind leider die einzigen Namen, an die ich mich erinnere. Im Familienbesitz, sie stehen zur Zeit bei meinem Bruder in der Wohnung, befinden sich ein Schachtisch mit Stühlen und ein alter Schrank. Alles mit hübschen Schnitzereien und von meinem Urgroßvater geschnitzt. Er war Schreiner, verstarb aber sehr früh an einer Blutvergiftung, die er sich in Ausübung seines Berufes zuzog. Daraufhin musste mein Opa die Familie erhalten und fuhr dazu ein. Nicht in den Knast, sondern in den Berg. Als er, wie damals die meisten Bergleute, irgendwann nicht mehr konnte, weil seine Lungen den Staub nicht mehr aushielten, durfte er seinen Jugendtraum verwirklichen und Kirchenmusik in Regensburg studieren. Von dort zog er nach Straubing, wo er in einem Chor, den er leitete, seine zukünftige Frau *Sophie Amann* kennen und lieben lernte.

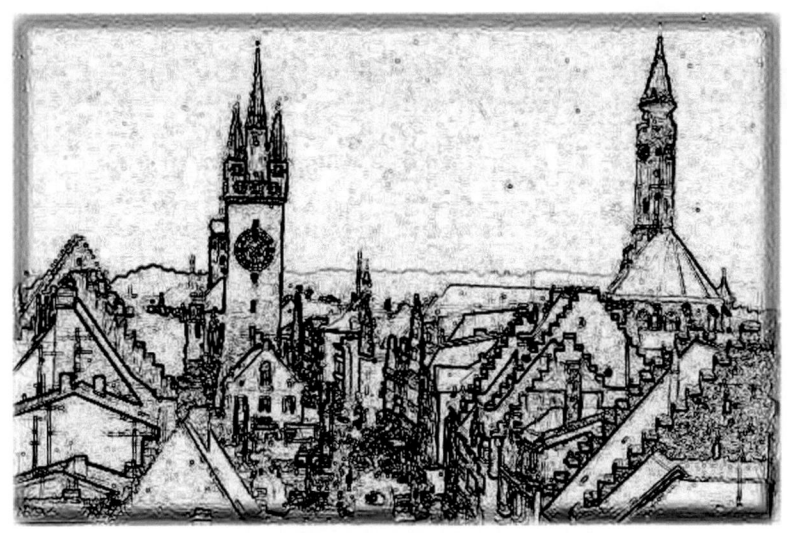

Stadt Straubing (Postkarte)

In Straubing waren wir viel öfter, als im Rheinland. An Opa kann ich mich leider nicht mehr erinnern. Aber an Oma schon. Außerdem waren da noch Tante *Lisel* und Onkel *Heinz.* Ach ja, und mein Cousin *Doner 1 (Toni)*, der immer das Tischgebet aufgesagt hat und das in einem atemberaubendem Tempo, so dass man denken konnte, jemand hätte die Geschwindigkeit einer Single bei einer LP eingestellt. Dazu hat auch seine (damals) sehr hohe Stimme gepasst. Weißt du, was ich damit meine? Schließlich gibt es heutzutage Schallplatten nur noch in der Scratcher-Szene. Für mp3 gibt es ja keine verschiedenen Geschwindigkeiten. Mit einer anderen Cousine habe ich heute noch Kontakt. Und ab und zu gibt es auch mal Familientreffen.

So weit zu den Wurzeln. Interessant sind dabei die Berufe und Talente, die man dann bei sich wiederzuerkennen glaubt. Demnach ist klar, wo ich meine vielen Begabungen her habe, wie Dichten, Musik, Handwerken, Lehren und die vielen anderen.

Geprägt wird man aber wohl hauptsächlich vom Elternhaus oder eben der Umgebung, in der man als Kind und Jugendlicher aufwächst. Wie schon mal erwähnt, hatte ich Vater, Mutter und zwei

Geschwister. Meine Eltern sind leider beide schon tot und „de mortuis nil, nisi bene" (Über die Toten [rede] nur wohlwollend), wie wir Lateiner zu sagen pflegen. Der Spruch soll auf *Chilon von Sparta* zurückgehen, einem der *sieben Weisen des antiken Griechenlands*. Mich nach diesem Spruch zu richten, wird mir jedoch nicht schwer fallen.

Zu meinem Vater fallen mir spontan folgende Assoziationen ein:

Künstler – Er war der typische Künstlertyp, manchmal etwas weltfremd, aber ausgesprochen kreativ. Zu irgendwelchen Feiern hat er immer Zahlenspiele kreiert und (mehr oder weniger passend) in Verse gefasst. Diese fingen dann immer mit: „Als Zahlenopa bin bekannt,…" an. Er komponierte Klavierstücke, Lieder und Chorsätze. Diese allerdings zum Teil so schwer, dass sie kaum ein Chor singen konnte. Aber das hat ja auch *Beethoven* (*Beethoven, Ludwig van*, dt. Komponist, 1770-1827) in seiner 9. Sinphonie in d-moll (opus 125) geschafft! (Da jammert fast jeder Sopran.) Vor allem am Flügel oder an der Orgel beim Improvisieren, also beim frei komponierenden Spiel, ging mein Vater völlig auf. Wenn er nach Noten spielte, dann am liebsten *Schumann* (*Schumann, Robert*, dt. Komponist, 1810-1856). Er identifizierte sich geradezu mit ihm, so dass er manchmal die Nachnamen mixte: Schuner und Behmann. Auch die zweite Assoziation hat mit Musik zu tun:

Chöre – Er war ein guter, wenn auch etwas pedantischer Chorleiter, der im Laufe der Zeit verschiedene, vor allem Männerchöre, leitete. Auch darin ging er voll auf und zwar so sehr, dass das Letzte, was er ein paar Tage vor seinem Tod, als er schon nicht mehr vernünftig denken konnte, wollte, war aufzustehen und zur Chorprobe zu gehen. Wir mussten ihn fast mit Gewalt im Bett halten. Es war tatsächlich ein Donnerstag, der Tag seiner wöchentlichen Chorproben. Das Größte, was sein Chor für ihn dann noch tun konnte, war an seinem Grab die von ihm komponierte Messe (wie gesagt, kaum zu bewältigen,) zu singen.

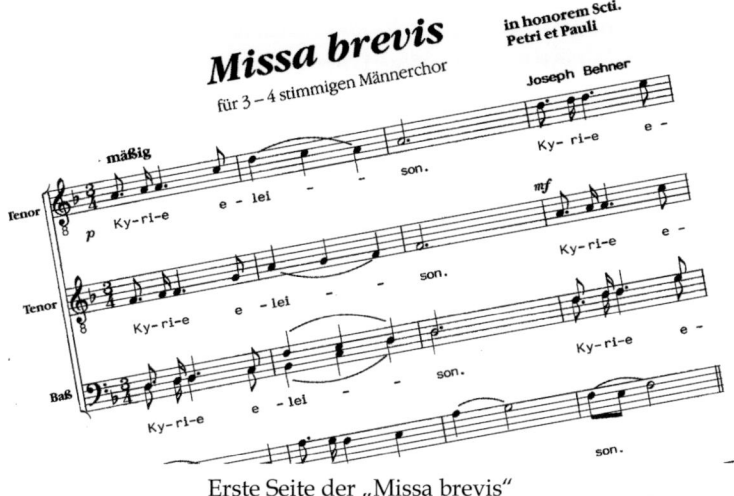

Erste Seite der „Missa brevis"

Papierschere – Diese lag immer auf seinem Schreibtisch oder in der Schublade. Eine große Schere, die aber nur zum Schneiden von Papier genutzt werden durfte. Sie war ihm heilig und wehe er hat jemanden erwischt, der mit der Schere Stoff oder gar noch Schlimmeres geschnitten hat. Dann gab es ein riesiges Donnerwetter! Ach ja und wenn wir gerade am Schreibtisch sind, war da noch die Dose *Pelikanol*. Das war ein Bastelkleber, den es heute wohl nicht mehr gibt, aber dessen Geruch mir bis heute in der Nase hängt. In der Dose war ein kleiner Pinsel zum Auftragen.

Mittagsschlaf – oder auch Pädagogenschlaf genannt! Irgendwie kam man damals noch früher als heute von der Schule nach Hause. Jedenfalls legte sich mein Vater nach dem Mittagessen immer ein Stündchen hin und als ich noch klein war, legte ich mich in Mutters Bett und schlief auch. Heute bin ich froh, wenn ich zur Teatime nach Hause komme. Aber ab und zu mache auch ich meinen Pädagogenschlaf, nur etwas später.

Spaziergänge – waren schon deshalb an der Tagesordnung, weil wir immer einen Hund hatten. Der wollte natürlich seinen täglichen Auslauf. Das ist heute auch nicht anders. Da wir direkt am Waldrand wohnten, mussten wir nicht weit gehen, bis wir in der

Natur waren. Es gab Runden in verschiedener Länge, von einer halben bis zu mehreren Stunden. Die längste war zu den *Schwarzen Weihern*, wo mitten im Wald an einem kleinen Teich eine kleine Schutzhütte steht – oder stand. Das war immer einer meiner Lieblingsplätze.

Öpchen – Mein Vater war ein hingebungsvoller Opa. Leider lernte er nur drei von seinen sechs Enkelkindern kennen. Er konnte stundenlang mit ihnen spielen, solange sie noch ganz klein waren. Er hatte dann immer ein kleines Kästchen mit einem aus *Lego*-Teilen gebastelten Kreisel und ein paar anderen Teilen parat.

Sprüche – können wirklich lustig sein. Auch ich habe immer mal gerne einen lockeren Spruch parat. Ist doch schön, wenn alle lachen. Komisch ist nur, dass nicht jeder Spruch immer gleich gut ankommt. Kann es sein, dass bei einer Einladung, bei der die Gastgeberin über die Qualität ihres Essens tiefstapelt, meines Vaters Spruch: „Im Krieg wären wir froh gewesen.", doch nicht so der Reißer war? Fishing vor Compliments kann eben auch nach hinten losgehen, da war sie eindeutig selber schuld!

FKK (Freikörperkultur) – war wohl sein einziger Fimmel, der ihm Schwierigkeiten einbrachte, denn er praktizierte sie doch sehr ungezwungen. Solange das im Urlaub und an entsprechenden Stränden erfolgte, war es ja kein Problem, aber dabei blieb es eben nicht und immer wenn er bei schönem Wetter längere Zeit verschwunden war, konnte es gut sein, dass er sich ein mehr oder weniger einsehbares Eckchen gesucht hatte, wo er seine Ganzkörperbräune kultivierte. Das brachte ihm dann seltener mit Passanten oder Nachbarn, als viel mehr mit meiner Mutter großen Ärger und oft viel Streit ein. Aber es war ihm eben sehr wichtig. Ob das exzessive Sonnenbaden wirklich gesund war – bzw. ist – steht wohl auf einem anderen Blatt.

Mir wurde immer gesagt, ich käme nach meiner Mutter, aber je älter ich werde, desto mehr Ähnlichkeiten mit meinem Vater erkenne ich und das sowohl vom Aussehen als auch bei manchen

Charaktereigenschaften. Wenn ich dann an meine Mutter zurück denke, fallen mir auch so ein paar Schlaglichter ein. Schließlich war sie eine sehr beeindruckende Frau gewesen.

Lehrerin, später sogar Konrektorin – und sie gehörte zu den wirklich beliebten, sowohl bei den Schülern als auch bei den Kollegen. Was den pädagogischen und zwischenmenschlichen Aspekt angeht, wird sie immer mein großes Vorbild bleiben. Sie hatte immer „den Draht" zu ihren Schülern und diese kamen nicht nur mit ihren schulischen, sondern auch oft mit privaten Problemchen zu ihr. Fachlich konnte sie meinem Vater wohl nie das Wasser reichen, aber ich halte sie dennoch für die bessere Lehrerin. Etwas problematisch wurde es vielleicht, als sie die Vorgesetzte meines Vaters wurde. Er hat sich nie etwas anmerken lassen, aber ein bisschen hat es ihn schon gewurmt, dass sie in der Schule so viel erfolgreicher war.

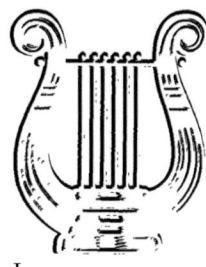

Lyra

Kreischorleiterin – Genauso wie mein Vater, hat meine Mutter im Laufe der Zeit etliche Chöre, darunter Schul-, Kinder- und gemischte Chöre geleitet. Später war sie dann eben Kreischorleiterin, zuletzt Ehrenkreischorleiterin im fränkischen Sängerbund. Das war eine Tätigkeit, die zu hundert Prozent auf meine Mutter passte. Hier konnte sie brillieren, repräsentieren und, was ihr immer besonders wichtig war, im Mittelpunkt stehen. Das könnte man jetzt negativ auslegen, aber sie stand da mit vollem Recht. Sie war die geborene Entertainerin und das Highlight bei jeder Veranstaltung.

Dichten – konnte sie in jeder Situation und bei jeder Gelegenheit, wie ich ja eingangs schon einmal geschrieben habe, falls du dich noch an das Vorwort erinnerst? Egal, ob bei Feiern, wo sie schnell mal auf einer Serviette ein Gedicht auf den Gastgeber geschrieben hat oder auf einer Bildungsfahrt nach Griechenland, die sie schnell mal in Verse fasste. Und da stimmte jeder Rhythmus und jeder Reim. Nach ihrem Tod haben wir alle Gedichte und Geschichten, die wir noch finden konnten, einmal zusammengetragen. Da kam schon ein ganz schönes Geheft zusammen. Daneben schrieb sie auch noch zwei kleinere Büchlein im Eigenverlag. Ihr drittes Werk wurde leider nie fertig, weil sie vor dessen Vollendung mit 83 Jahren starb. Was hier auch noch erwähnt werden könnte ist, dass sie als Freizeitvertreib gerne Kreuzworträtsel ausfüllte. Ich meine nicht löste, sondern tatsächlich in einem Tempo herunter schrieb, dass man es einfach nur „ausfüllen" nennen kann.

Amerika – Nach dem Tod meines Vaters verkauften wir unser Wohnmobil und flogen, meine Mutter und ich, für das Geld drei Wochen nach Kanada und die USA. Das Sterben und der Tod meines Vaters hatten uns alle sehr mitgenommen und diese Fahrt sollte uns eben auf andere Gedanken bringen. Meine Mutter war ja schon pensioniert und ich hatte Semesterferien. Wir mieteten ein riesiges Wohnmobil und fuhren von Calgary erst ein Stück die Rocky Mountains nach Norden, kehrten aber bald wegen schlechten Wetters um. Danach ging es an die Westküste und in die andere Richtung, nach Vancouver, Victoria, Grenzübergang zu den USA, nach Süden bis San Francisco, dann Richtung Salt Lake City und wieder nach Norden zurück bis nach Calgary. Du kannst es dir ja einmal auf einer Karte ansehen, es war ein ganz schönes Stück Straße, aber auch jede Menge Landschaft, Städte und vor allem auch Parks. Darunter Banff, Yosemite, Sequoia, Redwood und Yellowstone. Unterwegs erlebten wir so Einiges! Nein, es folgt kein ausführlicher Reisebericht. Der würde das nächste Buch füllen können. Nur drei kleine Anekdoten (von griechisch „anékdoton"=„nicht herausgegeben" – und nun doch!).

Eines Abends auf einem Campingplatz kam meine Mutter nicht von der Abendtoilette zurück. Nach einer halben Stunde (Oder war es vielleicht doch eine ganze?), machte ich mir doch Sorgen und ging nachsehen. Als ich zu den Toiletten kam, sah ich über dem oberen Rand einer Kabine einen Kopf auf und ab hüpfen und hörte etwas zögerliche Hilferufe. Wie sich herausstellte, hat der Riegel der Kabine geklemmt und meine Mutter kam nicht mehr heraus. Ich musste sie befreien.

Ein andermal geriet der Geldbeutel meiner Mutter mit in die Waschmaschine eines Campgrounds. Das Geld überlebte, die Belege für die Kreditkarte nicht. Als dann noch das Foto meines verstorbenen Vaters aus der Wäsche auftauchte, stellte ich fest, dass Vater schon sehr „verblichen" war. Etwas makaber, aber wir mussten noch lange über diesen Kalauer lachen.

Meine Mutter sprach wirklich gut Englisch, was uns auf unserer Fahrt natürlich sehr zu Gute kam. Ich quälte mich mit meinem Schulenglisch durch, wobei mir vor allem die Vokabeln fehlten. Umso tiefer traf es meine Mutter, als wir uns einmal mit einem Einheimischen am Lagerfeuer unterhielten und dieser feststellte, wie gut ich meiner Mutter doch Englisch beigebracht hätte. Gänzlich unverdiente Lorbeeren, aber es tat doch sooooooo gut!

Oma – war meine Mutter mit Herz und Seele. Sie lernte alle ihre sechs Enkel kennen und vor allem lieben. Sie kümmerte sich auch gerne um die Kinder, zumindest wenn sie gesund waren. Mit kranken Kindern hatte sie schon immer ihre Probleme. Das kam wahrscheinlich noch aus ihrer berufstätigen Zeit, als ein krankes Kind immer bedeutete, dass sie nicht in die Schule konnte oder es zumindest größere organisatorische Probleme bereitete. Als wir nach Thüringen gezogen waren, kam Mutter uns oft besuchen. Mein Sohn erinnert sich immer noch gerne daran, wie sie jedes Mal zu Ostern zu uns kam und Hefeosterhasen mit ihm gebacken hat. Diese Tradition haben wir so weit wie möglich am Leben erhalten.

Weihnachten – das Fest der Familie, fand auch traditionell im Rahmen der Großfamilie bei meiner Mutter statt, zumindest so lange sie eine eigene Wohnung hatte. Dann waren am ersten oder zweiten Weihnachtfeiertag, je nachdem, wie alle es möglich machen konnten, alle Kinder, Schwiegerkinder und Kindeskinder versammelt, zum Teil noch ergänzt mit der einen oder anderen Tante. Da kamen schon mal schnell zehn bis fünfzehn Personen zusammen, die dann zum Mittag Gans mit Rotkohl, Klößen, Endiviensalat und selbst gemachtem Selleriesalat aßen. Anschließend war eine kurze Mittagsruhe angesagt, dann Kaffee mit Kuchen und anschließend Monsterbescherung für alle. Als meine Frau und ich einmal anschließend an die Bescherung die, von uns nicht so sehr beliebte, Tante H. nach Hause fahren mussten, hatten wir auf der Autobahn fast einen Auffahrunfall mit einem schlecht beleuchteten Laster. Gott sei Dank *konnte* ich doch noch rechtzeitig bremsen, denn die Vorstellung fortan zusammen mit der Tante H. an der Autobahn spuken zu müssen ...

Ich finde den Spruch so nett: „Ich möchte sterben, wie meine Oma – friedlich schlummernd und nicht panisch kreischend, wie ihr Beifahrer." Meine Mutter war ein so aktiver Mensch, dass es für sie das Schlimmste gewesen wäre, irgendwo dahinzusiechen. Dem ging sie gekonnt aus dem Weg, indem sie im Vollbesitz ihrer Kräfte, soweit man diese mit 83 Jahren noch hat, im Hallenbad einen endgültigen Herzinfarkt erlitt. Sie verließ das Wasser, es wurde ihr schwindlig und sie kam nicht wieder zu sich. Ein etwas plötzlicher Abschied für uns, aber für sie wohl der beste, den sie sich wünschen konnte. Noch heute habe ich das Gefühl, dass sie irgendwo sitzt und über uns wacht, wie sie es ihr Leben lang gemacht hat.

Nun noch zu meinen Geschwistern. Meine Schwester ist 15 Jahre älter als ich und mein Bruder acht Jahre. Ich war der Nachzügler und lief lange Zeit als Gallenstein und verfrühte Menopause, da meine Mutter schon 44 Jahre alt war und nun wirklich kein Kind mehr erwartete. Das hatte Vor- und auch Nachteile, wobei ich persönlich mehr Vorteile sah. Gut, ich hatte nun wirklich keine jungen Eltern mehr, aber dafür hatten sie sich an meinen Geschwistern schon ausgetobt und so hatte ich eine sehr ruhige Kindheit. Als sie dann in Rente gingen, konnte ich so manche Reise mit ihnen unternehmen, die sie sich während ihrer Berufsjahre nicht erlaubt hatten. Meine Geschwister nannten mich schon den „Edelrentner".

Zu meinem Bruder fällt mir spontan Folgendes ein:

Großer Bruder – Nichts gegen meine Schwester, aber der Altersabstand war doch so groß, dass ich sie als Kind fast nicht mehr als Schwester gesehen habe, vor allem, weil sie auch schon bald aus dem Haus war. Erst in späteren Jahren als sich der Abstand mathematischen Berechnungen folgend, prozentual verkleinerte, nahm ich sie wieder als solche wahr. So war mein Bruder lange mein „Hauptgeschwister", dem ich auch entsprechend nacheiferte. Von ihm lernte ich eine Menge Dinge, vor allem auf dem handwerklichen Sektor, auch wenn ich ihn später darin – nach seinen eigenen Worten – wohl übertraf. Er hatte sich in unserem Keller eine kleine Werkstatt eingerichtet und ich denke noch heute gerne an das „Werkbuch für Jungen" von *Rudolf Wollmann*, aus dem Jahr 1965, nach dem wir zusammen viele Dinge gebastelt und viele interessante Versuche gemacht haben.

Feuerwerk – Nun ja, ein zugegebenermaßen etwas schwarzes Kapitel und das auch im wörtlichen Sinn. Mein Bruder war schon immer chemiebegeistert. Schließlich wurde er später auch Chemiker und als angehender solcher machte er schon mal den einen oder anderen chemischen Versuch zuhause. Dazu zählte auch die Herstellung selbst gebauter Feuerwerkskörper, vor allem Vesuve verschiedener Couleur. Diese Farben konnten durch Zusatz bestimmter Salze zu einer schwarzpulverähnlichen Grundmischung erzeugt werden. Da war es logisch, erst einmal eine gewisse Menge dieser Grundmischung herzustellen und dann mit kleineren Mengen zu experimentieren. Leider hat so ein Vesuv die Eigenschaft zu sprühen und so groß war die Werkstatt auch wieder nicht. Also kam es, wie es kommen musste und irgendwann fand ein Funke den Weg in die Grundmischung. Der Rest verschwand in Rauch und Schwärze. Nur mit viel Zureden konnten wir die Nachbarn überzeugen, dass sie die Feuerwehr nicht zu holen brauchten, obwohl das Haus in dichten Qualm gehüllt war.

Outdoor – das andere große Hobby meines Bruders. Dabei durchlief er so ziemlich alles, was ich mir so vorstellen kann. Es begann wohl mit dem Bergsteigen und dem Klettern. Für das eine musste er schon ins Gebirge fahren, das andere konnte er recht bequem in der benachbarten Fränkischen Schweiz praktizieren, wo es Kletterwände in Hülle und Fülle gibt. Im Winter war natürlich Skifahren angesagt, aber wo andere sich bequem mit Liften die Pisten hinauf befördern ließen, musste sich mein Bruder selbst unbedingt mit Steigfellen an den Skiern den Berg hinauf quälen. Skitouren nannte man das. Etwas später kam er dann auf die Idee auch im Sommer nicht auf die Abfahrten zu verzichten und nahm sein Fahrrad mit auf die Berge. Damals waren Mountainbikes noch nicht in Mode wie heute und so erntete er viel Kopfschütteln allenthalben. Sein Ausflug zum Paragliding war nicht sehr ausdauernd, aber das hatte private Gründe. Länger blieb er dann schon beim Rennradfahren, welches er noch heute gerne und ausgiebig betreibt. Er hat uns in Jena ein paar Mal im Rahmen einer kleinen Tagestour besucht. Das sind ja auch nur etwa 250 Kilometer! Heute gilt seine große Liebe vor allem dem Kanufahren, also Einer-Kanadier, das er mit seiner ganzen Familie betreibt und immer wenn es ihm möglich ist, sucht er sich irgendwelche, möglichst wilden Flüsse und fährt dort seine Bootchen zu Schrott, um sie dann zuhause wieder zu flicken.

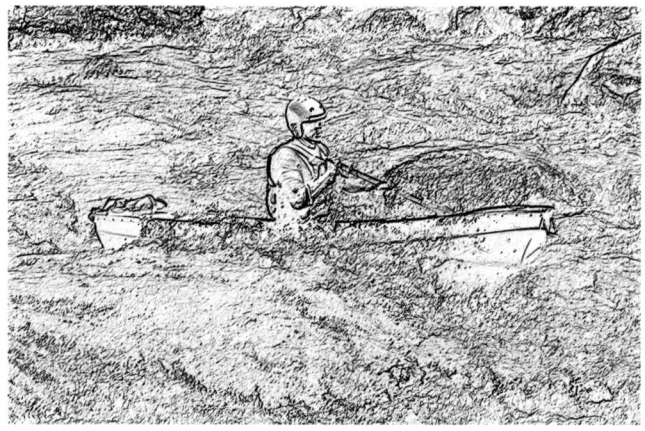

Heiner in Aktion

Karriere – hätte ich ihm früher nie zugetraut. Er war immer der Typ, der gesagt hat: "Lieber weniger verdienen, dafür mehr Freizeit haben.", obwohl er seinen Dr. rer. nat. als Diplomchemiker mit „summa cum laude", also der höchsten Auszeichnung gemacht hat. Als er dann jedoch eine Anstellung bei einer gewissen AG mit dem Anfangsbuchstaben „S" (Produkte, Dienstleistungen und Ansprechpartner aus den Gebieten Industry, Energy und Healthcare) bekommen hat, fiel er dort die Leiter immer weiter nach oben. Jetzt sitzt er den ganzen Tag in der Firma, allerdings nicht mehr bei seiner geliebten Forschung, sondern längst im Management. Seine außertarifliche Bezahlung ist aber nur ein schwacher Trost in meinen Augen. Die Realität hat halt den Träumer eingeholt. „Die Geister, die du riefst, wirst du plötzlich nicht mehr los." (Frei nach dem „Zauberlehrling" von *Johann Wolfgang von Goethe.*) Getrieben von dem in unserer Familie üblichen (und auch geforderten!) Ehrgeiz kommst du irgendwann an den „point of no return" und dann wird es mit der Freizeit eben immer enger! Nur an den Wochenenden und im Urlaub darf sich der Naturmensch in ihm noch zu Wort melden, was er dann aber auch ausgiebig macht, wenn er noch so viel Energie aufbringen kann. In unserer schweren Zeit konnten aber auch wir von der Karriere meines Bruders profitieren, als durch meine magere Erwerbsminderungsrente das Geld etwas knapp wurde. Er hat uns stets ohne „wenn und aber" und vor allem auch gegen unseren Willen aus der Patsche geholfen, wenn es einmal eng wurde.

Meine Schwester war, wie schon gesagt, „früh aus dem Haus". „Früh gefreit – nie gereut!", trifft auf sie zu 100% zu. Dennoch kann ich mich an eine Begebenheit erinnern, als sie noch zuhause wohnte.

Die Maus – Wir hatten immer viele und auch die unterschiedlichsten Haustiere, aber hier ging es um eine wilde Maus. Es war nur ein ganz kleiner Zwischenfall und ich weiß nicht, warum er sich so tief in mein Gedächtnis eingegraben hat. Ich teilte mir mit meiner Schwester ein Zimmer, wohl weniger aus Platzmangel –

vielmehr, damit ich gut aufgehoben war. Eines Nachts lief dann besagte Maus meiner Schwester über die Bettdecke. Ihr Geschrei hat wohl auch die Nachbarn noch aus den Betten gehoben. Das war´s auch schon. Ich kann damals kaum älter als drei Jahre gewesen sein.

Mein Schwager – war der Grund, warum meine Schwester so früh das Haus verließ. Das hat ihm meine Mutter lange nicht verziehen und sie hatten zu Beginn auch ein etwas gespanntes Verhältnis. Das hat sich später jedoch gänzlich umgekehrt. Er fuhr damals ein echtes Aufreißerauto, ein Alfa-Romeo-Kabrio in rot und hatte auch noch einen Collie. Welches Mädchen konnte da schon „nein" sagen! Ich trug damals die Ringe auf ihrer Hochzeit und zwar mit eingebundener Hand. Es ist zwar sehr klischeereich, aber ich musste kurz vor der Trauung tatsächlich testen, ob die Herdplatte nun heiß war oder nicht. Sie war es! Obwohl mein Schwager etliche Jahre älter ist als mein Schwesterlein, passten und passen sie perfekt zusammen und haben mittlerweile drei Kinder und vier Enkelkinder. Das bringt mich auch schon zum nächsten Punkt.

Babysitten – war zunächst bei den Kindern meiner Schwester die Aufgabe meines Bruders, da er ja der ältere war. Ich war jedoch oft mit von der Partie, denn dann war ich auch gesittet. Erst später, als ich älter war, übernahm ich diesen Job auch mal selber. Oft fand ich dann im Kühlschrank einen meiner Lieblings-Sahne-Joghurts. Aber ich hab mich meist nicht getraut, ihn zu essen, da sich bestimmt schon jemand aus der Familie meiner Schwester auf den Leckerbissen freute. Und dann fand ich ihn eine Woche später immer noch im Kühlschrank wieder – abgelaufen und verschimmelt. Am stärksten ist mir der Tag in Erinnerung geblieben, an welchem ihr Jüngster auf die Welt kam. Es war ein brütend heißer Sommertag, mein Schwager durfte bei der Geburt dabei sein und meine Eltern waren im Urlaub in Ungarn. Dort zündete meine Mutter eine Kerze in einer Budapester Kirche für das Baby an. Also stand sonst keiner zur Verfügung und ich musste auf meinen achtjährigen Neffen und seine vierjährige

Schwester aufpassen. Weil es so heiß war und wir im Garten einen Swimmingpool hatten, waren die Kinder bei uns. Es war trotz allem kaum auszuhalten. Wir hingen total in den Seilen und auch der Pool war schon viel zu warm, um zu erfrischen. Schließlich brach ein unheimliches Wärmegewitter los, aber auch ohne sonderlich Abkühlung zu bringen. Gegen Abend stellte sich das Problem der Ernährung. Nachdem meine Eltern ja verreist waren, war der Kühlschrank leer. Also durchsuchte ich die Kühltruhe nach Essbarem. Das einzige, was ich identifizieren konnte, waren ein paar Weißwürste, die ich auftaute und an die Kinder verfütterte. Später stellte sich heraus, dass diese schon ziemlich lange eingefroren waren, aber wir haben es überstanden und auch mein neuer Neffe kam gut auf die Welt. Er bekam übrigens den Drittnamen Matthias, nach der Budapester Matthiaskirche, in der seine Geburtskerze entzündet worden war.

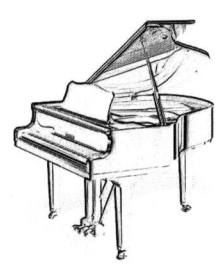

Flügel

Konzertpianistin – ist die große Passion (hier „Leidenschaft", von lat. „passio"=„Leiden, Krankheit") meiner Schwester. Sie hat die musikalische Begabung unserer Eltern geerbt und am Flügel nahezu perfektioniert. Dafür hatte sie zuerst das Konservatorium besucht, anschließend ein Hochschulschulstudium absolviert und im Examen mit 1,0 abgeschlossen. Sie setzte dann noch Meisterklassenstudium darauf, welches sie mit dem entsprechenden Diplom abschloss. So gesehen, hat sie als Pianistin die höchst möglichen Weihen erhalten. Meiner Mutter schwebte stets eine Solokarriere für ihre Tochter vor, allerdings wollte diese lieber mit anderen musizieren, begleiten und vor allem auch lehren, was ihr ja auch in die Wiege gelegt war. So übte sie schon während der Meisterklassenausbildung einen Lehrauftrag an der Hochschule aus. Heute ist sie Musiklehrerin für Klavier und Begleitung an einem musischen Gymnasium, übrigens dem gleichen, in dem sie ihre eigene Gymnasialzeit verbracht hatte; so schließt sich der Kreis. Was wohl auch gegen eine Solokarriere gesprochen hätte, war die

Familie – auch das wohl ein Erbteil meiner Mutter. Meine Schwester ist ein totaler Familienmensch. Dabei ging ihr die Familie wohl auch immer über den Beruf. Sie hat ihren Kindern einfach alles ermöglicht, was nur möglich war und ihre Nachmittage waren zum Teil minutiös durchgeplant, um alle drei Kinder zu diversen Instrumentalstunden, sportlichen Aktivitäten und anderen Veranstaltungen zu fahren und wieder zu holen. Wir haben uns oft gefragt, ob das nicht vielleicht etwas zu viel des Guten sei, aber wenn man sich ihre Kinder heute ansieht, scheint es sich doch gelohnt zu haben. Nach dem Tod meiner Mutter hat sie dann sozusagen das Amt des Familienoberhauptes übernommen. Wir wohnen zwar alle in unterschiedlichen Orten, wobei es uns wohl am weitesten weg verschlagen hat, aber der Grundgedanke der „Großfamilie" wurde und wird immer noch ganz groß geschrieben. Und wenn ich endlich wieder unter Menschen darf und mobiler bin, werden auch wir wieder an den traditionellen Familienfesten teilnehmen können.

Der letzte Abschnitt ist ja immer der wichtigste und damit steht er natürlich meiner eigenen, von meiner Frau und mir gegründeten, Familie zu.

Endlich GvHD – 09/2010

Tag 105: Ich war das blühende Leben! Zu gut Deutsch, meine Haut blühte auf. Jetzt hatte sich doch eine GvHD, eine Graft versus Host Desease, gebildet. Die Ärztin war ganz glücklich, weil das ein gutes Zeichen dafür war, dass nun auch der Antimyelomeffekt wirksam werden könnte und auf den bauten wir ja alle. Ich mutierte also gerade zum Alien. Stell dir vor du hast die volle Gänsehaut und jedes Hügelchen ist rot. Schaute irgendwie krötig aus. Zum Glück blieb das Gesicht noch verschont, ansonsten hatte sich der Ausschlag über den ganzen Körper ausgebreitet. Zum allergrößten Glück juckte es nicht! Sonst möchte ich mir gar nicht vorstellen, was ich getan hätte. Nun musste das Ganze gut im Blick behalten werden, damit nicht innere Organe in

Mitleidenschaft gezogen würden. Als sich der Ausschlag dann fünf Tage später aber auf die Hände ausbreitete, wurde es unangenehm. Ich konnte nichts ohne Schmerzen anfassen. Eine Mineralwasserflasche öffnen war ein Ding der Unmöglichkeit. Jetzt wurde mit *Prednisolon*, einem Glucocorticoid, welches immunsuppressiv und entzündungshemmend, bzw. antiallergen wirkt, entgegengewirkt.

Leider nicht genug! Innerhalb von ein, zwei Tagen explodierte die GvHD buchstäblich. Hände und Füße bekamen riesige Blasen und wurden knallrot. Die rechte Hand war außerdem geschwollen. Zusätzlich fühlten sie sich an, als ob ich ausgiebig in Brennnesseln gelangt hätte. Also ab ins Krankenhaus und zwar wieder einmal stationär (Tag: 117). Das war erst einmal das Ende von „Laufen" und „Dinge Anfassen". Und es war das Ende jeglicher Selbständigkeit – ich bin zum Baby mutiert, zumindest was die Pflege anbelangte. Das ist schon ein saublödes Gefühl, wenn man sich nicht mal mehr abstützen kann, geschweige denn waschen, zur Toilette gehen (Da ich nicht laufen konnte, war sowieso nur eine Bettpfanne möglich) oder irgendetwas anderes. Obendrein ging die GvHD dann auch noch ein wenig auf den Darm über, so dass der Schieber gleich fünf bis sechs Mal am Tag nötig wurde.

Als nächstes wurden Mund, Rachen und Hals in Mitleidenschaft gezogen. Nun gut, da musste mich wenigstens keiner füttern, weil ich weder essen, noch trinken konnte. Also musste ich intravenös ernährt werden. Aber auch das Sprechen mit geschwollenem Mund und Zunge war zwar möglich, ging aber nur sehr schwer. Auch Gesicht, Arme, Brust und Rücken blieben nicht verschont. Die Beine waren dafür kaum betroffen (Was leider nicht für den Bereich dazwischen galt.).

Etwas bedenklicher waren dann die Leberwerte, die sich jedoch zum Glück relativ schnell einigermaßen erholten. Nach etwa einer Woche bekamen die Ärzte den Zytokinsturm mit *Prednisolon*, Immunsuppressiva, Antibiotika und anderen feinen Sachen, wie *Octagam*, Gerinnungsfaktoren, Blutkonserven, etc. anscheinend gut in den Griff. Nun ging es um die Behebung der ent-

standenen Schäden. Drei Tage später konnte ich wieder schlu-
cken (erster Tee und Pudding, dann schon Kartoffelbrei), einigermaßen reden, meine Hände haben sich komplett gehäutet und
waren dann wie Butterkrebse und das nicht nur, weil sie so emp-
findlich waren, sondern sie waren auch so gut eingecremt, dass
sie sehr an Butter erinnerten. (Ich tippe übrigens gerade mit
Handschuhen!)

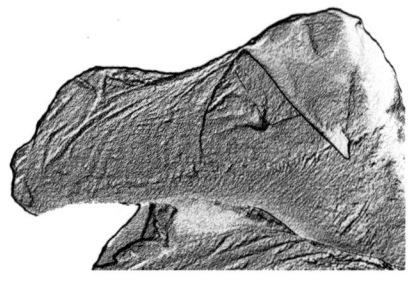

Hautlappen am Fuß

Wie es den Füßen ging, konnte
ich schlecht sagen – die waren
so weit weg und wegen meiner
Gefühlsstörungen beklagten sie
sich auch kaum. Aber die Blasen, die über die ganzen Fußsohlen gingen und zuletzt wie
Wasserballons daran hingen
waren mittlerweile aufgegan-
gen. An Aufstehen war jedenfalls noch nicht zu denken. Die
Arme waren dafür fast schon wieder in Ordnung, bis auf die
Ellenbogen, die vom Aufstützen wund waren. Den Oberkörper
richtig zu lagern, stellte jedoch ein Problem dar, weil sich die
betroffenen Stellen leicht aufrieben. Dafür bekam ich aber ein
High-tech-Bett mit Luftmatratze, die sich laufend etwas anders
aufpumpte (Nachts war das sehr gewöhnungsbedürftig, da es
mit lautem Ventilklacken und Pumpen verbunden war.) und
mich dadurch stets etwas anders lagerte. Dann lag ich auf einer
Metalline-Folie, die glatt war und nicht ganz so anklebte, wie ein
Laken. Du kennst dieses Material vielleicht als Metalline-
Branddecke aus dem Verbandskasten. Nur dass diese besondere
noch auf ein Flies aufgezogen ist. Das macht sie fester und saug-
fähig. Als Zudecke bekam ich eine aufblasbare Wärmedecke, wie
sie auch im Intensiv- und OP-Bereich verwendet wird. Das Ge-
bläse war nicht das leiseste, aber die Decke war fast nicht spür-
bar, weil sie wie ein Luftkissenboot über einem schwebte. Und
sie war als Wärmedecke natürlich von der Temperatur her regel-
bar und das war eine feine Sache!

Alles in allem ging es nun langsam wieder bergauf, allerdings war der Weg noch nicht zu Ende. Eine Schwester berichtete mir, dass die letzte Patientin mit einer so schweren Haut-GvHD ein halbes Jahr auf Station lag (Ach du Sch...!), während die Ärzte alle von meinen Fortschritten, bzw. den Fortschritten meiner Haut begeistert waren (Hoffnung keimt!). Erst jetzt wurde mir auch klar, dass das Ganze auch ganz schief hätte gehen können, wenn die Unverträglichkeit auf innere Organe übergegangen wäre oder die Nieren durch die ganzen Giftstoffe der abgestorbenen Haut versagt hätten. Aber zum Glück nur „wäre" und „hätten" denn ich „war" über den Berg! Welche Folgen dieses Intermezzo auf meine Therapie hatte, war natürlich noch nicht abzusehen. Die große Hoffnung blieb, dass nicht nur meine Hautzellen, sondern auch verbliebene Myelomzellen angegriffen wurden. Also wieder mal abwarten!

Vier Wochen nach Einlieferung war es dann so weit. Keiner hätte gedacht, dass ich in so kurzer Zeit so weit kommen würde, aber bis auf eine kleine Stelle am Rücken war alles verheilt. Ich durfte die Klinik verlassen – allerdings noch nicht nachhause, sondern in eine Kurklinik zur Anschlussheilbehandlung. Leider hielt auch meine PNP, die Taubheit und Gefühlsstörungen, mit allen Unannehmlichkeiten weiterhin an, ja sie hatte sich sogar unter den ganzen Medikamenten, die ich jetzt bekommen hatte noch ausgedehnt und reichte nun bis zu den Knien und auch in der rechten Hand hatte ich ein leichtes Kribbeln.

Die Kurklinik, in die ich direkt überwiesen wurde, war die Klinik Bavaria in Kreischa, bei Dresden. Während meines Aufenthaltes wurde zufällig das 20jährige Bestehen der Klinik gefeiert. In diesen drei Wochen bekam ich Ergotherapie (Tonarbeiten und Massage gegen die Polyneuropathie), Physiotherapie (Lauftraining und Akkupunktmassage), MTT (Medizinisch-Technisches-Training, also Kraftraum), Ergometertraining (Hometrainer), Kunsttherapie (Bildchen malen), Psychologische Betreuung und regelmäßige Blutbildkontrollen. Bei der Ankunft konnte ich mich gerade so selber versorgen, allerdings die langen Strecken in der

Klinik nur im Rollstuhl zurücklegen. Einerseits wegen der dünnen Fußsohlen, andererseits aber auch wegen der Kraft, die nach drei Wochen Bettlägerigkeit ziemlich am Ende war. Bei der Entlassung war ich zwar bei Weitem noch nicht fit, aber eine Steigerung war durchaus bemerkbar. Es ist zwar nicht gerade viel, aber auf dem Ergometer hatte ich mich von 10 Minuten bei 20 Watt auf 30 Minuten bei 25 Watt gesteigert. Meine Blutwerte verbesserten sich nicht so gut, im Gegenteil. Die Leukos waren ja ganz in Ordnung (~ 4000), aber die Thrombos waren ziemlich mau (~ 36000) und am letzten Tag bekam ich noch zwei Erythrozytenkonzentrate zum Abschied. Ansonsten war ich wieder fit genug, um den Alltag zuhause bestreiten zu können und von dort aus weiter aufzubauen.

Als nächstes war dann eine gründliche Verlaufskontrolle angesagt. Doch bevor die eigentlich interessanten Untersuchungen gemacht werden konnten, litt ich plötzlich unter starkem Durst und musste dauernd auf die Toilette. Du vermutest vielleicht richtig, mein Blutzuckerspiegel stieg bedrohlich an. Ich wurde, wahrscheinlich auf Grund der langen *Prednisolon*-Gaben, zum Diabetiker. Fast wäre ich wieder stationär aufgenommen worden, aber dann beschloss man doch, wohl auch auf Grund meiner Intervention (von lat. „intervenire" „dazwischentreten"), es erst einmal ambulant zu versuchen.

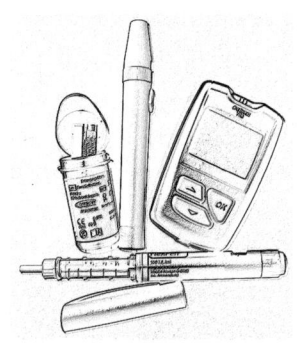

Diabetesbesteck

Der Diabetes wurde in der Diabetes-Tagesklinik eingestellt. Dort war ich zweimal von morgens bis zum Nachmittag, wobei jede Stunde der Blutzucker gemessen wurde. Nebenbei oder vielmehr vorrangig lernte ich selber den Blutzucker zu messen und Insulin zu spritzen. Nachdem ich bei der Feststellung des Diabetes sehr hohe Werte hatte, weil ich in Unwissenheit der Situation genau das Falsche gegessen hatte (Große Schüssel Flakes und Orangensaft) erwiesen sich die Werte während der Einstellungsphase als nicht ganz so schlimm, nachdem ich auch gelernt hatte, etwas auf meine Ernährung zu achten.

Ich begann also KEs, Kohlenhydrateinheiten, zu zählen. Eine KE entspricht einem halben Brötchen, einer halben Banane, zwei MON CHERIE, einer Kartoffel in Eiergröße, 200 ml Limonade, ein halbes Glas Milch und so weiter. Pro Mahlzeit sind etwa drei bis fünf KE „erlaubt", bzw. man muss dann die Insulinmenge anpassen. Andere Lebensmittel darf man bis zum Abwinken essen. Dazu gehören Quark, Käse, Wurst, Fleisch (unpaniert), Fisch und Gemüse – und Bier, Wein und Sekt. Diese

Verschiedene *Zucker*

Getränke enthalten nämlich Alkohol, der die Freisetzung von Zucker aus der Leber verhindert und so den Blutzuckerspiegel im gleichen Maße senkt, wie ihn der Zucker aus den Getränken steigen lässt. Schade, dass ich noch so viele Medikamente einnehmen musste und wegen der möglichen Nebenwirkungen leider nicht zum „Säufer" werden konnte.

Dann kam die Verlaufskontrolle. Die Lebersonographie zeigte eine leichte Verkleinerung der zwei bekannten Leberherde, aber zwei vermeintlich neue im anderen Leberlappen. Es stellte sich jedoch heraus, dass diese beiden kleinen Tumore schon im letzten Computertomogramm zu sehen waren. Also keine Verschlechterung, aber auch kein übermäßiger Erfolg. Die Leichtketten im Blut waren zwar auch noch weiter gesunken, aber eben doch noch nachweisbar. Also hatten wir mein Myelom zwar momentan im Griff, allerdings leider nicht besiegt.

Auch die PNP wurde immer schlimmer und breitete sich über die Knie bis zu den Oberschenkeln aus. Beim Laufen verursachte sie sehr unangenehme Schmerzen an den Fußsohlen und teilweise auch schmerzende Zehen und Fußgelenke. Ich begann wieder mit der Einnahme von *Lyrica*, einem Mittel, das ich vor der GvHD schon einmal eingenommen hatte und das die Funktion der geschädigten Nervenzellen regulieren sollte, wobei sich die

Wirkung ziemlich in Grenzen hielt. Hoffentlich wird dieser Zustand nicht dauerhaft, denn mit schmerzenden Füßen ist der Kräfteaufbau sehr schwer und langes oder schnelles Laufen unmöglich.

Nun war der Plan für das weitere Vorgehen, nicht nur wegen des Diabetes, sondern auch wegen des erhofften Antimyelomeffekt das *Prednisolon* und das *Prograf* so schnell wie möglich abzusetzen. Dabei musste natürlich wieder sehr genau auf das Auftreten einer erneuten GvHD geachtet werden.

Familie II – meine eigene

Wir lernten uns ein Jahr nach dem Tod meines Vaters über den Reitstall kennen. Ich hatte mir ein eigenes Pferd gegönnt. Nein, ich bin nicht Krösus, der etwa 500 Jahre v. Chr. letzte König des kleinasiatischen Lydiens, der für seinen Wohlstand sprichwörtlich geworden war. Aber das Reiten war seit etwa acht Jahren mein einziges Hobby und die Anschaffungskosten für ein Pferd, zumindest eines so genannten „Freizeitpferdes", sind gegenüber den monatlichen Ausgaben für Reitstunden und, beim eigenen Pferd, Einstellkosten gar nicht so hoch. Jedenfalls teilte ich mir den Unterhalt und die Nutzung meines „Urmels" (Eigentlich hieß er „Duiveltje" also „Teufelchen" auf Niederländisch, wurde aber dann auf „Urion" umbenannt, aber nur so genannt, wenn er etwas angestellt hatte), eines Gelderländers, also schweren Warmbluts, mit meiner Schwägerin. Diese wurde allerdings schwanger und so musste ich mir eine andere Reitbeteiligung suchen. Da hatte ich dann das größte Glück meines Lebens! Petra suchte eine Reitbeteiligung, hatte aber die Auswahl zwischen Urmel und Anuschka, dem Pferd eines Pflegers im Stall. Glücklicherweise nahm sie im Herbst 1991 erst Urmel und dann mich in Halbpension.

Dass wir ein festes Verhältnis hatten, wussten im Nachhinein alle anderen im Stall angeblich schon vor uns selber. Dabei trennten wir uns, wenn wir gemeinsam auf den Parkplatz fuhren und der eine ging rechts, der andere links herum. Es musste ja nicht jeder gleich mitbekommen! Das funktionierte auch, zumindest ein- bis zweimal, dann war die Geschichte durch.

Zu dieser Zeit war es „in" Ratten zu haben. Ratten sind zwar als Ekeltiere verschrien und dienten so vor allem der Jugend als Provokationsmittel, sie sind aber ebenso intelligent wie Hunde und sollten ebenso eng beim Menschen gehalten werden. So waren immer einige, auch unsere Ratte, dabei und saßen unauffällig im Ärmel oder Schal (je nach Jahreszeit). Eine gut erzogene Ratte meldet sich übrigens durch Unruhe, wenn sie mal ein Geschäft erledigen muss und wenn man sie dann auf den Boden setzt, bleibt der Ärmel trocken. Unser Reitstallbesitzer war von den Tierchen gar nicht angetan. Er führte auch die Reitstallkneipe und eines Abends kam das Thema auf unsere Haustiere. „Wenn ich auch nur eine Ratte hier in der Kneipe erwische, fliegt derjenige raus!", waren seine Worte. Zu diesem Zeitpunkt wusste ich mit Sicherheit, dass zumindest drei Ratten anwesend waren! Er bekam weder unsere, noch die beiden anderen zu Gesicht. Viel toleranter war der nahe Grieche, bei dem wir öfters aßen. Er interessierte sich für unsere Nager und machte sich einen Spaß daraus, mit ihnen seine Frau zu erschrecken, bzw. erschrecken zu lassen. Einmal fragte er, was das denn nun genau für Ratten seien und unser Bekannter, der mit uns beim Essen war, sagte: „Ganz normale Ratten eben." Seitdem liefen sie beim Restaurantbesitzer unter: „Ratte, ganz normale". Übrigens war das nicht unsere letzte Ratte und alle fraßen mit Petras Katzen aus einem Napf.

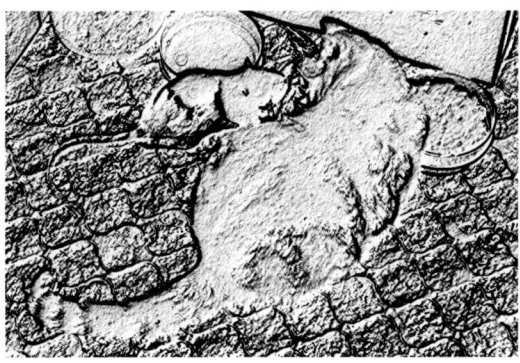

„Katz und Ratz" am gleichen Futternapf

Petra und ich verbrachten bald unsere gesamte Freizeit zusammen. Für unseren ersten gemeinsamen Abend bei ihr hatte ich den Film: „Ghost, Nachricht von Sam" ausgeliehen. Es war sehr romantisch, wir kuschelten zusammen auf dem Wohnzimmersofa, wir küssten uns, sie schlief auf dem Sofa ein und ich auf dem Teppich davor. Am nächsten Tag fragte ich dann, ob sie nicht auch so etwas, wie ein Schlafzimmer hätte. Bei meinen nächsten Übernachtungen bei ihr nutzten wir es dann auch und kamen uns ganz langsam näher. Aber erst einen Monat später, zu Petras Geburtstag, wurde es dann wirklich ernst. Nicht viel danach zog ich endgültig bei ihr ein.

So verschieden unsere Lebenswege waren, so gut ergänzten wir uns. Petra stand seit ihrer Lehre mit beiden Beinen fest im Leben und hatte durch eine unschöne Geschichte mit einem Ex schon so manche harte Zeiten durchgemacht. Sie arbeitete bei der gleichen Firma, wie mein Bruder, allerdings in einer ganz anderen Niederlassung. Petra hatte schon lange ihre eigene Wohnung und verdiente sich ihren Lebensunterhalt und den für ihre zwei Katzen. Ich dagegen wohnte noch zuhause im ausgebauten Keller, ließ mir meine Wäsche von meiner Mutter waschen und mich auch von ihr finanzieren. Also typisch „Hotel Mama". Aber schließlich steckte ich noch mitten im Lehramtsstudium. Und wenn wir schon mal bei Müttern sind, war diese Konstellation zu Beginn gar nicht so einfach, denn jede wollte natürlich ihr Kind „beschützen". So wurde aus mir schnell ein Bettelstudent („Der verdient ja nichts und wer weiß, ob er dich je ernähren kann!) und aus Petra die Nichtakademikerin („Passt denn die überhaupt zu uns?"). Aber wirklich nur zu Beginn unserer Beziehung, denn schon bald lernten wir uns alle kennen und vor allem auch mögen. Persönlichkeit zählt eben doch mehr als Herkunft! Im Übrigen brachte Petra zwei Katzen mit in die Beziehung, nämlich Kimba, einen rot-gestromten Kater, der Apportieren konnte und Kessi, eine weiß-graugetigerte und etwas eigenwillige Katzendame.

Um nicht in einem „Gschlamperten (schlampigen) Verhältnis" zusammen zu leben oder eigentlich, weil wir uns wirklich lieb(t)en, feierten wir zu Weihnachten 1992 Verlobung. Wir zogen aus Nürnberg in eine größere Wohnung in mein Heimatdorf, zum Leidwesen meiner Schwiegermutter, die keinen Führerschein hat und der ich so ihre Tochter ein ganzes (und nicht das letzte) Stück räumlich entführte. Auch Urmel zog in einen näher gelegenen Stall um. Für Petra wurde der Arbeitsweg dadurch viel länger, aber sie wollte schon immer aus der Stadt raus. Sie wollte vor allem auch einen Hund, aber der war leider auch in *dieser* Wohnung nicht erlaubt. Eine Übergangslösung war ein Frettchen. Eine Bekannte aus dem Reitstall bat uns, ob wir sie nicht mit dem Auto nah XY fahren könnten, weil sie sich dort junge Frettchen ansehen wollte. Natürlich waren wir genauso bereit sie zu fahren wie sicher, dass wir nie ein Frettchen anschaffen würden. Den Rest kannst du dir ja denken: „Sind die süüü- üüß!!", „Schau mal das eine klettert am Gitter direkt auf uns zu!", „Nimm es doch mal!", … . Ich gebe ja zu, dass ich genauso begeistert von den kleinen Trollen war wie meine Frau und auf dem Heimweg hatten nicht nur unsere Bekannte, sondern natürlich auch wir so einen kleinen Wicht dabei. Daisy, wie wir unsere Frettchendame nannten, lebte zunächst in einem großen Käfig im Wohnzimmer, vertrug sich auch mit den Katzen und lief an der Leine. Dabei handelte es sich um eine kleine Flexi-Leine, also eine ausziehbare, wie man sie für Hunde eigentlich nicht nehmen sollte, weil sie nicht schnell genug kurz genommen werden kann, wenn sie erst mal fünf oder zehn Meter lang ist. Eines Tages legten wir Daisy das Geschirr mit Flexi-Leine in der Wohnung an. Sie zog sie etwas aus und dann passierte es! Die Leine glitt mir aus der Hand, das Plastikteil klapperte auf die Fliesen, Daisy erschrak und wollte wegrennen, aber das böse Teil verfolgte sie. Und nun setzte sie das ein, was Frettchen eigentlich zu NICHT-Wohnungstieren macht, ihre Stinkdrüsen. Schon vorher herrschte in unserer Wohnung ein etwas strenger Duft, der nur durch pingelige Käfigreinigung eingeschränkt werden konnte. Aber was sich jetzt durch unsere panische Kleine entwickelte, war einfach infernalisch. Sie konnte ja wirklich nichts dafür, aber als wir dann im nächsten Jahr in eine andere Wohnung, in einem ehemaligen Bauernhof umzogen, zog Daisy mit ihrem Käfig in den Stall um, besuchte uns aber regelmäßig in der Wohnung.

Meine Eltern, Geschwister und ich hatte schon immer Haustiere. Nicht alle gleichzeitig, aber im Laufe der Zeit hatten wir Hunde (Immer einen deutschen Schäferhund.), Katzen (eins bis siebzehn), Meerschweinchen (*Wusel 1* bis *Wusel 4*), Hasen (genauer gesagt Zwergkaninchen), Landschildkröten (Die haben sich alle früher oder später aus ihrem Gartengehege in die vermeintliche Freiheit gegraben...), Goldhamster (Die haben regelmäßig ihren Nachwuchs verspeist.), Mäuse (Nicht gerade geruchsneutral!), Wellensittiche (Mein Bruder hielt zeitweise über zwanzig Stück in einer Voliere in seinem Zimmer und ließ sie auch ab und zu im Zimmer fliegen – ein beeindruckendes Kampfgeschwader!), Kanarienvögel (Hansi 1 und 2), Fische (Hauptsächlich 08/15 Friedfische) und was nicht noch alles. Und auch bei Petra und mir sollten es noch etwas mehr werden, aber dazu vielleicht noch später.

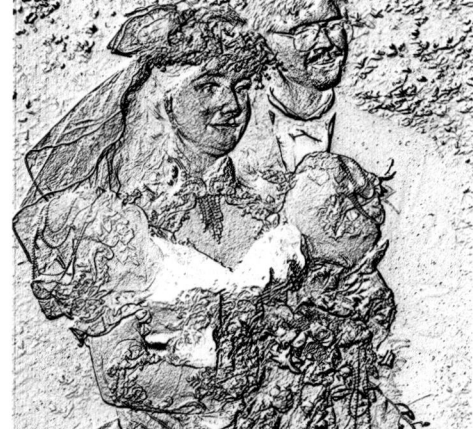

Unser Hochzeitsfoto

Im April 1994 heirateten Petra und ich. Ort des Geschehens war ein Freizeitpark. Nicht, dass wir vergnügungssüchtig gewesen wären, aber ich hatte nach dem Examen dort gejobbt und außerdem gehörte zu dem Park ein sehr schönes Schloss, in dem die Feier stattfand und eine total nette Schlosskapelle, in der die Trauung vollzogen wurde. Als Geistlichen hatten wir einen alten Freund der Familie gewinnen können, der an der Schule meiner Eltern Religion unterrichtete und außerdem am Sonntag den Gottesdienst in der Krankenhauskapelle abhielt, in welcher mein Vater die Orgel spielte. Es war eine sehr schöne Feier im Familien- und engen Freundeskreis. Dennoch erwartete uns dann vor der Kapelle das THW, bei dem ich meinen Ersatzdienst geleistet hatte, mit einem Spalier und dem traditionellen Stammzersägen und ein weiteres Spalier mit unseren Freunden aus dem Reitstall, die sogar zwei Pferde mitgebracht hatten. Unseren Urmel und seinen Freund. Zur eigentlichen Feier kamen dann auch noch zwei Chöre und haben gesungen. Im einen davon waren wir seit einiger Zeit selbst aktive Sänger. Es war der Chor, den meine Mutter zu der Zeit leitete. Der zweite war der Chor, in dem mein Schwiegervater sang, der Shanty-Chor der Nürnberger Schifffahrtspolizei. Das war eine ganz besondere Überraschung, dass mein Schwiegervater das arrangieren konnte. Nachdem einige geladene Gäste nicht kommen konnten, war es uns dann zum Glück möglich, wenigstens den Chorleiter und den Vorstand des Überraschungschores mit zu verkösigen. Trotzdem machten sich die fehlenden Gäste durch ihre Abwesenheit bemerkbar und die freien Stühle dämpften die Stimmung. Alles in Allem war es aber eine gelungene Veranstaltung und wohl der allerwichtigste Tag in meinem Leben.

Nach unserem vorhin schon einmal erwähnten Umzug in den ehemaligen Bauernhof, war es uns endlich möglich einen Hund zu halten. Wieder spielte der Zufall die entscheidende Rolle. Als wir eines Tages mit unserer Daisy und ihrer Schwester, die wir zu dieser Zeit in Urlaubspflege hatten, zum Impfen beim Tierarzt waren, saß im Wartezimmer eine junge Frau mit einem Welpen, der Sägespäne gefressen hatte. Sie schaute interessiert die Frettchen an und wir waren angetan von ihrem Welpen. Der kleine war „zum Knuddeln süß" und hatte natürlich auch noch Geschwister. Es war ein Schäferhund, allerdings ein Langstock. Das heißt, er hatte langes Stockhaar, was für einen Schäferhund zu dieser Zeit das Aus für die Zucht im SV (Schäferhundverein Deutschland) bedeutete. Nicht aber in dem Verein, in dem er gezüchtet worden war, nämlich dem ASVD (Altdeutscher Schäferhundverein Deutschland). Hier werden gezielt und nach nicht weniger strengen Richtlinien Langstockschäferhunde gezüchtet. Es war nicht der letzte Dissidentenverein, dem wir beigetreten sind. Über den Sinn und Unsinn dieser Vereinskrämerei ließe sich lange streiten. Für uns ist immer die Hauptsache, dass im Sinne der Gesundheit der Tiere gezüchtet wird und ob der Verein nun beim VDH (Verein für das deutsche Hundewesen) anerkannt ist oder nicht, ist da völlig egal. Bei unseren Parson Jack Russell Terriern, die wir gegenwärtig haben, ist die Zucht sogar wesentlich enger an den englischen Originallinien und dem ursprünglichen Zuchtstandard als beim VDH üblich. Zurück zu dem süßen Welpen. Wir kamen ins Gespräch und meine Frau und Elke, wie sie sich vorstellte, fanden in arabischen Pferden schnell noch eine gemeinsame Passion. Schon in der nächsten Woche besuchten wir Elke und lernten dort Duke kennen. Er war aus einem anderen Wurf, etwas jünger als der andere Welpe, aber nicht weniger süß.

Duke war zunächst unser Kindersatz. Er hatte zwar einen Zwinger, aber den hätten wir uns eigentlich sparen können, denn Duke lebte, wie zukünftig alle unsere Hunde, bei uns im Haus. Als dann 1997 unser Sohn Dominik auf die Welt kam, war Duke so etwas wie der große Bruder, der nicht nur alles mit sich machen ließ und auf den kleinen Dominik aufpasste, Dominik lernte auch mit ihm als Stütze das Laufen. Sie wuchsen gemeinsam auf und hingen auch dementsprechend zusammen und als wir Duke dann im Sommer 2006 einschläfern lassen mussten, ging uns das allen sehr nahe.

Aber zunächst einmal einige Jahre zurück. Dominik war unser Augenstern. Er war zwar in jungen Jahren, ganz im Gegensatz zu heute, immer etwas dürre, so dass wir uns bei jedem Kinderarztbesuch schämten, aber das lag wohl daran, dass er schon immer ein paar Batterien zuviel hatte. Zu gut deutsch, er war ein ziemlich lebhaftes Kind. Als er etwa ein dreiviertel Jahr alt war, begann unsere Umsiedelung in die neuen Bundesländer. Ich hatte mich nach dem zweiten Staatsexamen mit verschiedenen Jobs und Zeitanstellungen durchgeschlagen. Im Schuljahr 97/98 hatte ich drei Verträge an verschiedenen Schulen. An der Fachoberschule Nürnberg, der Berufsaufbauschule in Höchstadt und einem Gymnasium in Bamberg. Ich fuhr also jeden Tag in eine andere Richtung zur Arbeit. Aber nicht zu wissen, ob man im nächsten Schuljahr wieder eine Anstellung bekommt oder nicht, mag ja ganz spannend sein, aber keine Grundlage für die Ernährung einer drei-menschen-köpfigen und noch mehr tierköpfigen Familie. Zwar trug Petra nicht schlecht zum Unterhalt bei, aber eine Festanstellung meinerseits wäre doch recht beruhigend gewesen.

Da kam es ganz recht, als mein Chef in Bamberg mir gegen Ende des Schuljahres den Kontakt zum Christlichen Gymnasium in Jena vermittelte, wo gerade eine Lehrkraft für Biologie und Chemie gesucht wurde. Petra und ich fuhren dann zu einem Vorstellungsgespräch und tatsächlich bekam ich die Stelle. Es wurde ein halbes Jahr Probezeit vereinbart, während der ich im Dachgeschoss des Nebenhauses ein kostenloses Zimmerchen bekam und mir das Bad mit dem Hausmeister teilen durfte. Für uns war dieses halbe Jahr nicht leicht. Petra musste sich alleine um Dominik kümmern, während ich in der Fremde war. Nur an den Wochenenden sahen wir uns, wenn ich nachhause kam oder sie mich in Jena besuchte. Rückblickend war diese Zeit für mich beruflich von großem Vorteil, weil ich mich ja erst auf den Thüringer Lehrplan einstellen musste und in fast jeder Klassenstufe in beiden Fächern unterrichtete. So hatte ich viel Zeit für eine gründliche Stundenvorbereitung, wovon ich zum Teil heute noch profitiere.

profitiere. Petra hingegen verabschiedete sich vom Arbeitsleben. Zunächst durch den Mutterschutz, dann wurde ihre Abteilung geschlossen und ihr eine Abfindung angeboten. Da wir ja umsiedelten, kam diese Entwicklung gerade günstig und die Abfindung konnte in die Finanzierung unseres neuen Heimes in Thüringen fließen. Die Suche nach diesem Heim konnte ich von Jena aus am besten in die Hände nehmen. Zunächst geisterte noch der Gedanke an einen alten Bauernhof mit Platz für Pferd und Tiere durch unsere Köpfe. Aber dann wurde daraus doch ein kleines Einfamilienhaus in Posewitz bei Zöthen, heute Teil der Stadt Dornburg-Camburg. Es leben Eingemeindung und Gemeindenfusion! Von der Eingemeindung zur Stadt Camburg habe ich in einem früheren Kapitel schon berichtet, die Fusion mit der Stadt Dornburg/Saale und der Gemeinde Dorndorf/Steudnitz erfolgte dann zum ersten Dezember 2008. Dabei berühren sich die zugehörigen Gebiete gerade einmal in einem einzigen Punkt! Im Frühjahr 1999 zogen wir also mit Hilfe von Familie, Freunden und Kollegen in unser neues Zuhause um.

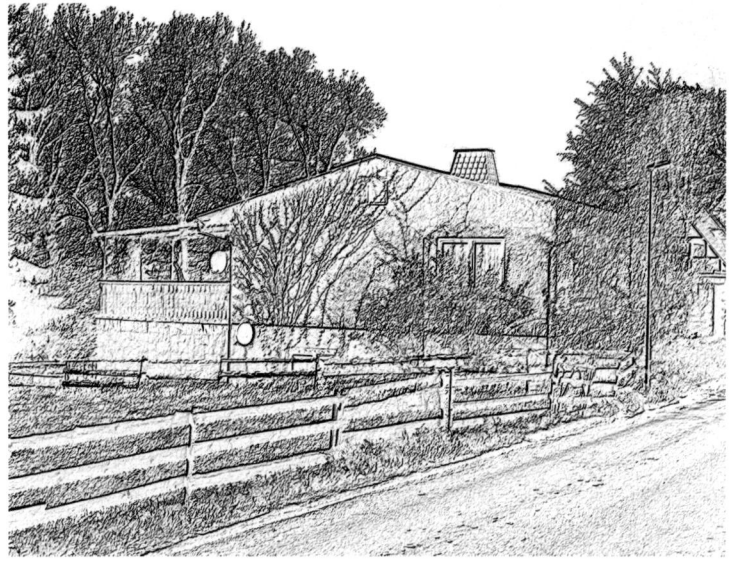

„Home sweet home!"

Urmel, du erinnerst dich, unser Pferd, zog in einen Stall in Zöthen um und war somit nur 800 Meter von unserem Haus entfernt. Duke bekam diesmal erst gar keinen Zwinger gebaut. Daisy bekam einen Platz für ihren Käfig unter der Terrasse, gut geschützt vor Hitze, Kälte und Sturm. Kimba und Kessi, unsere Katzen, lebten natürlich auch in der Wohnung, wo sie auch hätten bleiben sollen. Aber wie es so geht – wir dachten uns, wenn wir jetzt schon auf dem Land lebten, sollten unsere Katzen auch etwas davon haben und ließen sie ab und zu auch einmal hinaus. Leider fiel Kimba bei einem solchen Ausflug direkt vor unserem Haus einem Auto zum Opfer. Und auch Kessi wurde so ein Ausflug zum Verhängnis, als sie zwei Grundstücke weiter auf zwei Schäferhunde traf, die allerdings nicht so freundlich wie unser Duke waren. Leider konnten wir sie nur noch vom Tierarzt erlösen lassen. Seitdem hatten wir nur noch reine Wohnungskatzen, die maximal auf die Terrasse durften, wenn überhaupt. Und das wurden im Laufe der Zeit ein paar mehr. Als Katzen, die von Haus aus nicht unbedingt nach draußen wollen, schafften wir uns Perser ohne Papiere, aber mit Nasen an, mit denen wir auch den einen oder anderen Wurf hatten. Da blieb es nicht aus, dass auch das eine oder andere Katzenkind bei uns blieb. Und dann waren da noch die Notfälle, die wir bei uns aufnahmen, bevor sie um- oder in ein Tierheim gebracht wurden und die wir nicht mehr weitervermitteln konnten oder wollten.

Auch von Urmel mussten wir uns leider schon im Herbst nach unserem Umzug, „treffender Weise" zu Dominiks zweitem Geburtstag, trennen. Er, also Urmel, hatte schon lange Atemprobleme, lebte in Zöthen, dem Nachbarort, wo er viel an der frischen Luft auf einer riesigen Koppel stehen konnte, noch einmal sichtlich auf, bekam dann aber zusätzlich noch eine spinale Ataxie, eine Lähmung der Hinterhand. Dadurch konnte er nur noch im Schritt gehen, da er schon beim Traben ins Straucheln kam. An Reiten war schon lange nicht mehr zu denken.

In Zöthen war es schon immer üblich, viel Fleisch zu essen und dieses sich auch auf die verschiedenste Weise zu beschaffen.

Selbstschlachtung von Kühen, Schweinen und Schafen sowie Kleintieren ist ja noch üblich, aber auch überfahrene Wildtiere, Lamas und eben auch Pferde wurden nicht verschmäht. So wurde Urmel auf seiner geliebten Koppel durch einen Schlachter erlöst und landete in verschiedenen Zöthener Gefriertruhen, aber nicht in unserer.

Dominik, der beim Umzug in unser neues Zuhause etwa ein-einhalb Jahre alt war, entwickelte sich zu einem echten Zöthener. Als er etwa drei Jahre war, hatte sich ein Falke im Stall verflogen. Mit einsetzender Dunkelheit konnten wir ihn dann endlich einfangen und zeigten ihn Dominik, weil man so etwas ja nicht jeden Tag so aus der Nähe sehen kann. Dominiks Reaktion war allerdings etwas überraschend, als er fragte: „Kann man den jetzt schälen und essen?" Ein anderes Beispiel war die Begebenheit, als in Zöthen ein Bulle aus seiner Koppel ausgebrochen war und Dominik meinte: „Der schmeckt bestimmt gut!" Auch Dominiks Dialekt entwickelte sich sehr thüringisch, mit ein paar wenigen fränkischen Ausdrücken durchsetzt. Bei uns Eltern war es umgekehrt. Wir behielten unseren fränkischen Dialekt mit ein paar thüringischen Ausdrücken.

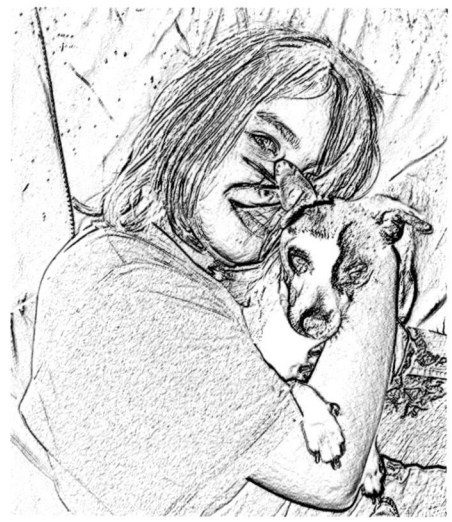

Dominik und Unity

Der Nachfolger von Urmel wurde Carly, ein thüringer schweres Warmblut. Ihn hatten wir etwa sechs Jahre lang. Im Laufe der Zeit wurde selbige allerdings immer knapper, vor allem die **Frei**zeit und so stand unser Pferd immer öfter im Stall und ging immer seltener unter dem Sattel. Und dann kam irgendwann der Zeitpunkt, als uns das schlechte Gewissen, ihn schon wieder nicht geritten zu haben, „zu teuer" wurde und wir Carly an den ortsansässigen Reitverein abgaben. Dort hat er es gut und wir können ihn jederzeit besuchen. Dem Pferdesport blieben wir trotzdem treu, indem wir beim alljährlichen großen Sommerturnier die Meldestelle übernahmen. Das ist die Stelle, welche vor dem Turnier die Nennungen der Reiter für die einzelnen Prüfungen annimmt und verarbeitet, die Startgelder kassiert und während des Turniers die Startmeldungen entgegennimmt, Starterlisten macht, die Ergebnisse verarbeitet, Gewinngelder auszahlt und so weiter.

Das übrige Jahr über hat sich bei uns der Schwerpunkt mehr in Richtung Hunde und Hundesport verschoben. Als Gesellschaft für Duke haben wir uns einen Jack Russell Terrier zulegen wollen. Da er nicht zu teuer werden sollte, haben wir wie bei den Persern auf Papiere verzichtet und Jackie, eine Hündin beim Bruder eines Bekannten gekauft. Jackie hat sich allerdings nicht ganz rassetypisch entwickelt. Wir haben die Vermutung, dass einer ihrer entfernteren Vorfahren ein Whippet gewesen sein könnte. Dafür ist sie sehr anhänglich und ein echtes Stimmungsbarometer. Sie reagiert sehr sensibel auf Stimmungsschwankungen und das allgemeine Familienklima. Unsere momentane Situation hat sie frühzeitig ergrauen lassen.

Über eine Züchterin in unserer Nähe, die auch eine gute Freundin meiner Frau geworden ist, kamen wir dann doch noch an zwei typische Parson Jack Russell Terrier, Lambada und ihre Tochter Unity, genannt Mörmel, nach dem Spruch: „Klapp ich meine Beine ein, könnt´ ich auch ´ne Murmel sein." Wir verbrachten und verbringen so manchen Samstag dort auf dem Hundeplatz. Bis vor kurzem hat der Mann dieser Züchterin noch Schäferhunde gezüchtet und als wir uns nach fast zwölf Jahren von unserem Duke trennen mussten (eingeschläfert wegen Altersschwäche), wurde Qirina, aus einem seiner letzten Würfe, seine Nachfolgerin.

Heute umfasst unser kleiner Zoo unsere vier Hunde: Jackie, Lambada, Unity und Qirina (in der Reihenfolge ihres Alters), die Katzen, einen Mohrenkopfpapagei, einen Königsphyton, einen Stachelschwanzwaran und einige Fische. Warum ich das unter dem Kapitel Familie so ausführlich schildere? Weil die Tiere bei uns Familienmitglieder sind und uns allen viel bedeuten. Sie sind bei uns nicht mehr wegzudenken und wir machen ihnen zuliebe auch so manchen Abstrich, was zum Beispiel Urlaube anbelangt, die mit so vielen Tieren kaum möglich sind. Das mögen manche nicht verstehen, aber wir haben uns eben so entschieden.

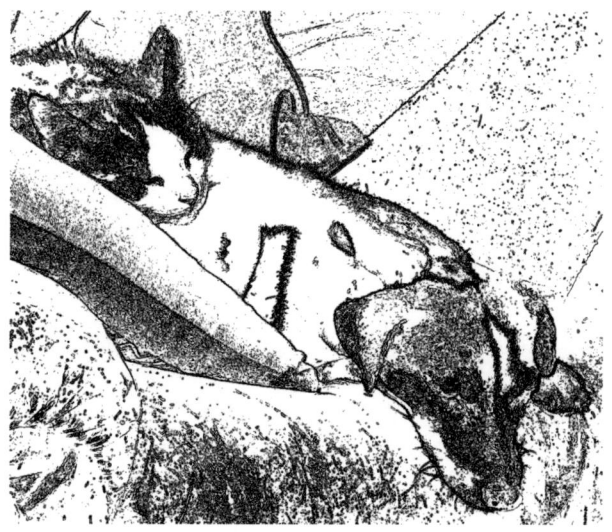

„Hund und Katz'" (*Lambada* und *Cherry Blossom*)

Und diese Familie, aber vor allem die zwei liebsten Menschen in meinem Leben, nämlich Petra und Dominik sind sowohl meine größte Freude und Stütze als auch meine größte Sorge, solange ich nicht weiß, wie es mit meiner Krankheit weitergeht.

Offenes Ende

Dieses Kapitel fällt mir nun besonders schwer. Natürlich geht meine Krankengeschichte weiter und ich könnte bis zu meinem seligen Ende weiter berichten, aber ich möchte dieses Büchlein ja noch selbst überarbeiten und herausbringen. Momentan bekomme ich den dritten Kurs *Velcade/Dexamethason*, was notwendig wurde, nachdem die Leichtketten wieder gestiegen waren. Der erste Kurs war mit zwei Velcade-Gaben pro Woche und 1,3mg/kg Körpergewicht und das drei Wochen hintereinander. Danach kamen dann zwei Wochen Pause, damit sich mein wieder sehr schlechtes Blutbild erholen konnte. Weil sich leider meine PNP weiter verstärkt hatte (Gefühlsstörungen jetzt bis zu den Oberschenkeln und andauerndes Kribbeln in den Fingerspitzen beider Hände), wurde der zweite Kurs reduziert auf 1mg/kg Körpergewicht und ich bekam nur noch eine Gabe pro Woche. Dafür dann aber vier Wochen hintereinander – mit anschließender einwöchiger Pause. Der dritte Kurs wurde dann nochmals reduziert auf 0,7mg/kg Körpergewicht, um ein Ausbreiten der PNP endgültig zu verhinern, was bislang auch ganz gut gelang. Parallel zum ersten Kurs erfolgte die Bestrahlung meines vierten LWK (Lendenwirbelkörpers), nachdem sich da ein neuer Tumor gebildet hatte, der schon anfing, sich in den Rückenmarkskanal auszubreiten. Weiterhin wurde das Prednisolon weiter reduziert, um dem Transplantat zu ermöglichen, sich um die Tumorzellen zu kümmern und diese abzutöten.

Sehr positiv ist, dass schon nach dem ersten Kurs die Leichtketten auf Normalwert zurückgegangen sind. Draußen ist der Vorfrühling ausgebrochen (Anfang Februar!) und die Ärztin baut immer noch voll auf den Antimyelomeffekt. Vielleicht kommt ja jetzt doch mal eine längere ruhige Phase, in der ich mich erholen und mich Schritt für Schritt wieder an ein „normales" Leben herantasten kann, soweit das mit meinen momentanen Einschränkungen möglich ist.

Trotzdem müsste ich jetzt wohl über all meine Hoffnungen und Ängste schreiben und es wäre doch alles reine Spekulation.

Sterbe ich „portionsweise" oder kann ich irgendwann wieder arbeiten? Wird es mir wie dem Käfer ergehen, der an der Fensterscheibe immer zwei Zentimeter nach oben krabbelt, um dann drei Zentimeter zurückzurutschen oder schaffe ich es bis zum oberen Fensterrahmen? Ist dieses offene Ende nun der Anfang vom Ende oder ist wirklich noch alles offen?

Je mehr Rückschläge man erleidet, desto mehr kommen einem solche Gedanken. Aber ich nenne mich selbst ja gern „Profioptimist" und als solcher muss ich diesen Trübsinn weit von mir weisen. Rückschläge wurden überwunden und Narben blieben zurück. Es ist nicht mehr alles wie vorher – wird es auch nicht mehr vollständig sein – aber damit kann man leben. Genau das ist die Hauptsache – zu leben und das Leben zu genießen. Keiner und mag er noch so gesund sein, kann wissen, was der nächste Tag bringen mag. Jedem drohen täglich tausend Gefahren, die er nicht kennt – ich kenne einen Teil davon, das ist aber auch schon der ganze Unterschied. Im Laufe der letzten zwei Jahre schwebte ich so oft in akuter Lebensgefahr, dass mir bewusst geworden ist, wie wertvoll das Leben ist und das ist ein Gewinn für mich, der die erlittenen Verluste zumindest teilweise ausgleicht.

Vielleicht hast du, lieber Leser, auch so einen kleinen Gewinn erzielt!? Es würde mich sehr freuen. Ich hoffe jedenfalls, dass dir das Lesen ebenso viel Freude gemacht hat, wie mir das Schreiben. Und ich freue mich, dass du bis hierher bei mir geblieben bist – oder gehörst du etwa zu denen, die bei einem Buch zuerst nach hinten blättern und den Schluss lesen? In diesem Fall schäme dich und fang von vorne an!

Wie dem auch sei, wünsche ich uns beiden abschließend alles Gute für die Zukunft!

Von guten Mächten wunderbar geborgen,
erwarten wir getrost, was kommen mag.
Gott ist bei uns am Abend und am Morgen
und ganz gewiss an jedem neuen Tag.

Dietrich Bonhoeffer

Danksagungen

Wer liest denn schon Danksagungen! Die gehen einen als normalen Leser doch sowieso nichts an. Aber ich finde, die Menschen,
die hier genannt werden und auch sehr viele, die ich aus Platz-
gründen nicht nennen konnte, haben es verdient, zur Kenntnis
genommen zu werden und deshalb habe ich die Danksagungen
einmal in Reimform gebracht. Vielleicht liest du sie ja dann?

Dankbar bin ich vielen Leuten,
die nicht Müh´ noch Arbeit scheuten
und mir in den letzten Jahren
Rettung, Hilfe, Beistand waren.
Alle kann ich hier nicht nennen,
viele lernt´ ich nicht mal kennen,
wenn sie hinter den Kulissen
sich für mich ins Zeug geschmissen.
Stellvertretend danken will ich
– und das ist nur recht und billig –
dem Professor Doktor Hofmann,
dass ich mit zwei Beinen geh´n kann.
Doktor Sayer, der bis heute
mich stets fachkundig betreute.
Doktor König, Doktor Wedding,
Doktor Treschl, Doktor Schilling,
lang würd´ diese Liste sein,
schrieb ich wirklich alle rein!

Keine Medizin der Welt
hilft, wenn einen niemand hält,
einem Sinn zu leben gibt,
einen ganz von Herzen liebt.
Petra, meinem „Spatzilein"
muss ich mehr als dankbar sein.

Und auch Dominik, mein Kind,
hat sich großen Dank verdient.
Aber auch meinen Geschwistern
will ich „Vielen Dank!" zuflüstern.
Wenn sie auch eher fern als nah,
war´n sie immer für mich da.
Nicht zuletzt der Freunde Schar
Bring´ ich meinen Dank hier dar.

„Vielen Dank!", möcht´ ich auch sagen
allen, die sich Mühe gaben,
mir zum Inhalt dieser Zeilen,
ihre Meinung mitzuteilen,
die die Fehler korrigierten,
welche sonst dies´ Büchlein zierten.
Susi Schumann half mir da
und auch meine Schwester war
als Lektorin fleißig tätig,
und das war auch dringend nötig.
Letzten Endes Georg Plank
schuld´ ich diesbezüglich Dank.

Glossar und Abbildungsverzeichnis

Nachstehend möchte ich die wichtigsten verwendeten medizinischen Medikamente und Fachbegriffe als kleines Nachschlagewerk zusammenfassen. Ferner auch ein Abbildungsverzeichnis mit Quellenangaben.

Medikamente:

Aciclovir, gegen Herpesviren

Adriamycin, ein (→) Zytostatikum

ATG – Antithymocytenglobulin, ein (→) Immunsuppressivum

Dexamethason, ein Glucokorticoid, ein (→) Immunsuppressivum

Filgrastim, siehe Granocyte

Fludarabin, ein (→) Zytostatikum

Granocyte, fördert die Ausschüttung von (→) Granocyten

Lasix, dient der Entwässerung

Lenograstim, siehe Granocyte

Lyrica, bei (→) Polyneuropathien, reguliert Nerventätigkeit

Neupogen, siehe Granocyte

Novalgin, ein fiebersenkendes Schmerzmittel

Octagam, beinhaltet fremde Antikörper aus (→) Plasmaspende

Prednisolon, ein (→) Antihistaminikum

Prograf, ein (→) Immunsuppressivum

Ranitic, ein (→) Antihistaminikum

Revlemid, ein (→) Zytostatikum

Sanalind, eine desinfizierende Waschlotion

Sandimun, ein (→) Immunsuppressivum

Treosulfan, ein (→) Zytostatikum

Valtrex, gegen Herpesviren, v.a. auch Zoster (Gürtelrose)

Zometa, ein Bisphosphonat gegen Knochenmarksmetastasen

medizinische Begriffe:

Allele, sich entsprechende Genorte auf väterlichem und mütterlichem Chromosom

Allo – Allogene Transplantation, mit Stammzellen eines Fremdspenders

ambulant, ohne stationären Aufenthalt

Anästhesist, Narkosearzt

Antiallergen, Medikament, welches allergische Reaktionen eindämmt

Antibiotikum, Medikament gegen Bakterien, meist aus Pilzen gewonnen

Antihistaminikum, Medikament, welches die Ausschüttung von Histaminen vermindert; Histamine führen bei Entzündungen zu Jucken und Schmerz und dienen auch der (→) Immunabwehr

Antikörper, Eiweißstoff, welcher sich an körperfremde Zellen (v.a. Krankheitserreger) heftet und damit für deren Abbau sorgt

Antimycotica, Medikament gegen Pilze

Antimyelomeffekt, Abbau von Myelomzellen durch neues Immunsystem nach (→) Allo

Aplastische Phase, Zeit, in der das (→) Immunsystem nicht vor Infektionen schützen kann

Auto – Autologe Transplantation, mit eigenen Stammzellen

Bluttransfusion, meist nur mit bestimmten Blutbestandteilen (Plasma, Erythrozyten (→ EK), Thrombozyten (→ TK)

Blutzuckerspiegel, Glucosemenge im Blut

BWK/ BWS – Brustwirbelkörper/ Brustwirbelsäule

Chemotherapeutikum, siehe Zytostatikum

Chirurg, Arzt, der Operationen durchführt

CT – Computertomogramm, bildet Körperquerschnitte mit Hilfe von Röntgenstrahlen ab

Cyclophosphamid-Mobilisierung, (→) Zytostatikumgabe vor der Sammlung von Eigenstammzellen, um die Zahl der Krebszellen zu minimieren

Cytomegalievirus, Herpesvirus, welcher bei immungeschwächten Personen starke Komplikationen hervorrufen kann

Dekontamination, hier Entfernung von äußeren und inneren Keimen vor einer Knochenmarkstransplantation

Diabetes, Zuckerkrankheit durch zu geringe Insulinproduktion

DNA, Erbsubstanz

dosisreduzierte Hochdosistherapie, hierbei werden nicht alle eigenen Stammzellen vernichtet

Echokardiogramm, Ultraschalluntersuchung des Herzens

EK – Erythrozytenkonzentrat, siehe Erythrozyt

EKG – Elektrokardiogramm, Aufzeichnung von elektrischen Impulsen, hervorgerufen durch die Arbeit des Herzens, zur Diagnostik von Herzleiden

Enzym, Biokatalysator, ermöglicht jeweils bestimmte Reaktionen im Organismus

Ergometertraining, Training auf einer Art Hometrainer

Ergotherapie, zum muskulären und motorischen Wiederaufbau nach stationärem Aufenthalt, mit Schwerpunkt Vorbereitung auf das tägliche Leben

Erythrozyt, Rotes Blutkörperchen transportieren Sauerstoff

Flexyle, dauerhafter Venenzugang, meist über den Arm

Follikulitis, Entzündung der Haarfollikel (Bildungsstelle der Haare)

Glucose, Traubenzucker, $C_6H_{12}O_6$

Granocyten, weiße Blutkörperchen zur unspezifischen Immunabwehr

GvHD – Graft-versus-Host-Disease, Unverträglichkeitsreaktion zwischen Spenderimmunsystem und Körper

Hämatokrit, Anteil aller zellulären Bestandteile des Blutes, beruht hauptsächlich auf der Menge der (→) Erythrozyten

Hämoglobin, roter Farbstoff in den (→) Erythrozyten

HWK/ HWS – Halswirbelkörper/ Halswirbelsäule

IGg – Immunglobulin Typ g, Eiweißstoffe im (→) Immunsystem

Immunsuppressivum, Medikament, welches das (→) Immunsystem unterdrückt

Immunsystem, dient der Abwehr von Fremdstoffen, Krankheitserregern und fremder Zellen im Organismus

Implantat, in den Körper eingesetztes künstliches Material

intravenös, über einen Venenzugang verabreicht

Isolation, hier Abschirmung vor Krankheitserregern durch besondere Maßnahmen der Hygiene

ITS - Intensivstation

Klapplappenplastik, Umlegung eines Muskels in einen anderen Körperbereich, hier für die bessere Durchblutung des entsprechenden Bereiches

KMT - Knochenmarkstransplantation

Konditionierung, Vorbereitung auf die (→) KMT

Lagerungsschaden, bei einer Operation werden Körperteile ungünstig gelagert, so dass Nervenbahnen beschädigt werden

Leichtketten, Teile von (→) Antikörpern, hier als Tumormarker

Leukozyt, Weißes Blutkörperchen, dient dem (→) Immunsystem

LWK/ LWS – Lendenwirbelkörper/ Lendenwirbelsäule

MTT – Medizinisch-technisches-Training, Training an speziellen Geräten zur Stärkung spezifischer Muskelpartien

Myelom, Krebserkrankung des Knochenmarks

Neurochirurg, auf das Nervensystem spezialisierter (→) Chirurg

Onkologe, auf Krebsleiden spezialisierter Arzt in der Inneren Medizin

Paliativmedizin, begleitet und versorgt meist unheilbare Patienten, oft auch Schmerzpatienten

Physiotherapie, zum muskulären Wiederaufbau nach stationärem Aufenthalt, mit Schwerpunkt Stärkung bestimmter Muskelgruppen

Plasmaspende, Spende von Blutplasma

Polyklinik, Klinikum zur (→) ambulanten Behandlung

Polyneuropathie, Nervenschäden aufgrund verschiedenster Ursachen, die zu Taubheit, Missempfinden und Schmerzen in den Extremitäten führen

Port, Kapsel, welche unter die Haut gepflanzt wird und einen Zugang zu einer Hauptvene besitzt; er besitzt eine Gummimembran, über die Medikamente verabreicht werden können

Progression/ progressiv, Fortschreiten einer Erkrankung/ fortschreitend

Radiatio, Bestrahlung mit Röntgenstahlen zur Bekämpfung von Tumoren

Raumforderung, Tumore oder Medastasen

Redon-Drainage, Unterdruckdrainage zum Absaugen von Wundflüssigkeit

Regression, regressiv, siehe Regredienz/ rückschreitend

Regredienz, Rückschreiten einer chronischen Erkrankung (Gegenteil: Progredienz)

Remission, Nachlassen von Krankheitssymptomen

Resektion, operative Entfernung von Gewebe- oder Organteilen

Rezidiv, Wiederauftreten einer Krankheit (Rückfall)

Sonographie, Ultraschalluntersuchung

Stammzelle, Zellen des Knochenmarks, aus denen sich alle Arten von Blutkörperchen bilden können

Sterilpflege, Vermeidung jeglicher Übertragung von Erregern durch besondere Schutzmaßnahmen, wie Handschuhe, Mundschutz, Kittel, Sterilisation von Lebensmitteln und Gegenständen

Strahlentherapie, siehe Radiatio

Thrombozyt, Blutplättchen, wichtig für die Blutgerinnung

Thymidin, Baustein der Erbsubstanz, der (→) DNA

TK – Thrombozytenkonzentrat, siehe Thrombozyt

Umkehrisolation, verminderte Form der (→) Isolation, Patient kann mit Mundschutz das Zimmer verlassen

Vac-Verband – Vacuumverband, luftdichter Verband, meist in Zusammenhang mit (→) Redon-Drainagen oder Unterdruckpumpen und in die Wunde eingelegte spezielle Schwämmchen

ZVK – Zentraler Venen-Katheder

Zytokin, Proteine, welche das Wachstum und Differenzierung von Zellen beeinflussen

Zytokinsturm, Überschießen von (→) Zytokinen

Zytostatikum, Medikament, welches die Zellteilung sich rasch teilender Zellen (auch Krebszellen) hemmt